记
号

真知 卓思 洞见

制造误诊

未被好好对待的女性身体

［英］玛丽克·比格 Marieke Bigg —— 著

朱佩怡 杨铿 —— 译

北京科学技术出版社

Copyright © Marieke Bigg 2023
Published by arrangement with Hodder & Stoughton Limited, through The Grayhawk Agency Ltd.

著作权合同登记号　图字：01-2025-0676

图书在版编目（CIP）数据

制造误诊：未被好好对待的女性身体 / (英) 玛丽克·比格 (Marieke Bigg) 著；朱佩怡，杨铿译. -- 北京：北京科学技术出版社，2025. -- ISBN 978-7-5714-4459-4

Ⅰ. R197

中国国家版本馆CIP数据核字第20252AG788号

选题策划：记　号	邮政编码：100035
策划编辑：马春华　姜镕博　李照珂	电　话：0086-10-66135495（总编室）
责任编辑：武环静	0086-10-66113227（发行部）
责任校对：贾　荣	网　址：www.bkydw.cn
封面设计：尚燕平	印　刷：北京顶佳世纪印刷有限公司
图文制作：刘永坤	开　本：889 mm × 1194 mm　1/32
责任印制：吕　越	字　数：215千字
出 版 人：曾庆宇	印　张：10
出版发行：北京科学技术出版社	版　次：2025年6月第1版
社　址：北京西直门南大街16号	印　次：2025年6月第1次印刷
ISBN 978-7-5714-4459-4	
定　价：79.00元	京科版图书，版权所有，侵权必究 京科版图书，印装差错，负责退换

献给所有希望足够了解自己身体，

　进而超越自己身体局限的人。

致中国读者

在这个女性健康史上如此复杂且令人困惑的时期,我很高兴能与中国读者分享这本书。当下,世界各地促进健康公平的运动都面临着重重阻力。与此同时,将女性健康状况与社会和文化对女性的忽视联系起来的讨论也日益热烈。

这本书出版以后,主流媒体中有关妇科疾病的讨论越来越多,女性健康议题也逐步被纳入各国政府的工作议程。尤其重要的是,在我目前所居住的英国,政府和英国皇家妇产科学院(Royal College of Obstetricians and Gynaecologists)已经关注到黑人女性的孕产妇死亡率比白人女性的更高这一问题。然而,政府原本承诺用于支持建立以女性为中心的医疗保健系统的有限资金,却遭到了削减。

虽然进步无法一蹴而就,但如今人们已日益广泛地认识到,在医疗护理、临床试验和实验室研究层面普遍存在着社会不平等现象。由此,人们也认识到,医学上的知识和实践绝不是绝对正确的,它们往往受到未被正视的刻板印象的影响,而非完全基于严谨的科学态度。这正是我在本书中所阐述的论点。在这本书中,我展示了我们所掌握的医学知识及其指导下的实践,揭露了其所根植的文化观念和社会结构,以及这些理念和实践是如何反过来巩固了我们对"生物学意义上的标准是什么"的认知。实验帮助我们建立了我们对身体的认知,但操作那些实验的是活生生的人,他们不仅会依据自身的教育背景提出研究问题,还会受到他们的导师、同事的影响,更会受到现实世界中他们自己的身体体验的影响。当大多数科学家和医生都是男性时,当他们是在一个长期致力于推动男性参与其中的社会背景下提出这些问题时(请注意,与之形成鲜明对比的是,女性则常常被赋予生育角色,而不是被鼓励参与其中),我们得到的关于自己身体的知识其实是基于男性身体,而非女性身体的。

人们曾假定医学是客观的,医学知识是权威的,这种观念对女性有害。死亡率的高低往往与是否缺乏高科技医疗手段关系不大,而更多地与社会技术是否存在缺陷密切相关,因为社会技术直接关系到医疗服务的可及性、响应性以及能否满足患者的实际需求。很多时候,伤害之所以发生,是因为医疗专业人员和研究人员拒绝承认他们在工作中存在的文化偏见和假设,或是他们缺乏相关培训,抑或是没有时间来承认。这种缺乏自我反省的情况往往并非个人的过错,因为通常他们确实都在致力于为患者提供最好的护理,问题在于,他们是从传统医疗系统出发,而传统医疗系统将医学视为纯粹客观存在而非兼具人文学科特性的科学,因此他们也不会为反思这一至关重要的工作留出空间或时间。这便导致个人缺乏自我反省,而未经审视与反思的医学观点有时甚至会带来悲剧性的后果。

对女性而言,她们会更常遇见医疗保健系统并不保护她们的生殖自主权或医疗保健权利的情况。围绕这一话题展开讨论与分析还为我们揭示了一个事实：女性在分娩时的痛苦是多么容易被忽视，女性依然被当作生育的工具，而非独立的人。

在本书中，我们将探讨一个医学界普遍存在的观念，即女性的生育能力比她个人的健康更为重要。这些隐性的文化假设是亟需摒弃并转变的，如果医学想要超越其父权根源的限制，我们就需要推翻并改变现状。

包括英国、美国在内，全世界的许多女性一直在问的问题是：为什么医疗专业人员不能认真对待她们的痛苦？无论是医护人员拒绝为女性开具治疗经前综合征的避孕药的情况（尽管这种药物对她们的生育能力并无明显影响），还是在常规手术程序中使用类似于中世纪刑具的工具的现象，不认真对待她们感受的现象比比皆是。有一段广为流传的网络视频，视频中有女士提出质疑：为什么阴道窥视镜不能对女性更友好？对此我深表赞同——这工具冰冷、尖锐，令人不适。它最符合人体工程学的部分，竟然是供医生握持的手柄。它的早期原型甚至是在被奴役的非裔美国女性身上进行过测试的。

显然，在设计这种常用的妇科器械时，设计者并没有充分考虑到女性的舒适度。所以，这段视频发布后引发了网上的热烈讨论，许多女性都讲述了自己在接受妇科检查时的痛苦经历。甚至有许多女性回忆起医生为了让她们配合检查而用言语恐吓她们的情景。这些经历令人痛心，但令人鼓舞的是，它们正在被公开。分享经验将是消除羞耻和指责的解药。本着这种精神，我也在本书中分享了我自己的亲身经历。正是这些经历激励着我结合我的学术研究写了这本书，我希望为女性寻求充分的医疗保健提供力量。

当前，女性仍然难以获得与男性医疗保健标准同等的对待。一方面，医学对女性特有的疾病仍然知之甚少，这些疾病还很容易被医学忽视。例如，在许多地方乃至全球范围内，子宫内膜异位症的诊断过程仍然是一场艰苦的斗争。子宫内膜异位症是一种使人衰弱的疾病，即本应生长在子宫内膜的细胞生长在其他地方，如卵巢或输卵管上。而在英国，病人平均需要约8年的时间才能得到子宫内膜异位症的明确诊断。另一方面，许多女性都意识到自己的身体仍在被当作生育的工具，而非像男性那样被视为理应享有医疗保健权利的主体。对于这样的现实，她们厌倦，她们愤怒。而愤怒或许能够激励我们为女性争取更好的医疗待遇。

在经历了数个世纪的以男性为中心的医学体系之后，要使女性的医疗保健待遇达到与男性平等的水平，我们还有很多工作要做。人们认为医学是一套客观的知识体系，不会受人类偏见和塑造我们所有人的社会力量的影响，这是错误的，这是阻碍我们讨论如何改善女性健康公平状况的一大障碍。值得欣慰的是，这样的讨论变得越来越多，女性也在要求得到更好的医疗待遇。我希望这本书能为这一改变做出贡献，并提醒广大女性：我们的担忧是合理的，我们对医疗保健公平待遇的要求是理所应当的。最重要的是，作为女性，无论你身处世界的什么地方，我们都在一起。

2025年2月7日

自序：一个"自然"的女人

有一次我去看妇科医生，希望弄清一个长期困扰我的问题——我的下身有一种难以描述的感觉，我只能模糊地将其描述为"不舒服"或"有压力"。我找不到合适的词语来形容这种感受，也无法用类似"瘙痒""烧灼感"或"抽痛"这样的医学词语去描述它，所以妇科医生也不知道该拿我怎么办。他让我去做超声波检查。我躺在那里，腿被吊起来，一个医疗器械的探头装置被推入我的体内，那一刻，我感到极度空虚。我从超声波检查联想到怀孕检查，如果是怀孕的话，医生将会指出屏幕上的一个光点，而一对夫妇则会深情地凝视着他们豌豆大小的小人儿。然而，我的情况是，医生并没有向我展示任何他们试图在我体内寻找到的东西的图像。我知道他们要找的不是一个胎儿，但是否有胎儿并不是问题的关键。我之所以感到极度空虚，不是因为我这儿没有什么小生命，而是因为我实在没有可用于描述这种感受的词语，是因为我感觉到自己与检查台另一端（即医生）所进行的一切程序完全脱节，还因为我全然不知自己出现了什么问题，甚至不知道我的医生究竟在我体内寻找着什么。

接下来是我期待了很久的复诊，但当我见到妇科医生时，他能和我说的非常少。他告诉我，我没有囊肿，没有肿瘤，没有任何致命的病症。他提出，我可能得了子宫内膜异位症（endometriosis），并漫不经心地告知我可以选择锁孔手术（keyhole surgery）来进一步明确诊断病因。做这种手术需要先麻醉，然后在小腹切口，向体内探入摄像头来检查我的子宫内部。我本期望能在复诊时看到自己子宫的医学影像；然而，实际上我被告知需要将我的子宫看作一个没有生命的物体，一个钥匙孔，等待着插入一把极其含糊的医学钥匙。我礼貌地拒绝了这一提议。妇科医生点点头，说没什么大问题。这让我怀疑，怎么样才算是有问题呢？又会给谁带来问题呢？他接着补充道："或许下次我们再见面会是在一个快乐的场合，在产科病房也说不定。"

我很怀疑自己是不是看起来像是临近育龄末期的女人。从某种意义上说，这是对我的侮辱。我当时才28岁，我肯定还有好几年时间。但在一个如此严谨且权威的环境中，一个穿白大褂的、博学而资深的人说出了这样的话，不禁让人感到激动与兴奋。之所以兴奋，是因为我可以被简单地看作一个女人，我的身体只是一个等待受孕的身体。要知道我从来没有像这位医生这样自信地看待过我自己的身体。

我从小到大都想成为一个"自然"的女人。我的意思是，我一直想感受那些我认为其他女孩都能感受到的东西，经历其他女孩身体都经历过的里程碑时刻。在我看来，这样的旅程对其他女孩来说是毫不费力的，至少表面上看是这样。话说回来，表面上看，我也一定表现得像一个"毫不费力"的女孩。我看起来就是那种最普通的女性：有胸部，有曲线，有柔顺的头发，衣着鲜艳。

自序：一个"自然"的女人

不过，在内心深处，我一直觉得自己是个冒牌货。主要是因为我一直觉得我的身体在背叛我。

当我第一次尝试插入卫生棉条时，并没有像学校里其他女孩那样做得顺利自如——一想到它可能会卡住，我就惊慌失措、头晕目眩。

当我第一次发生性行为时，并没有感到像是"打开新世界"的感觉——我觉得很疼，而且我很害怕我们已经造成了一些不可逆转的伤害。

当我开始服用避孕药时，也并没有感觉那是很酷的时刻——在手机闹铃响的时候，很酷地在朋友面前吞下药片，然后继续当下的生活——实际上，我的胸部肿胀到原来的三倍，当时我感觉天都要塌了。我生命中每一个生物学意义上的重要时刻都没有按照我所接受的教导那样发生，所以我觉得自己背叛了自己的性别。医生的诊室成了最让我焦虑的地方，我总担心医学会揭露我的叛徒身份，担心他们会发现我的身体有什么异常或缺陷，比如异常的经期、不孕的子宫，任何足以证明我不是一个**合格**女人的确凿证据。

现在我知道，其实很多女性也有过我经常感觉到的这种"表里不一"的感觉。女性在一生中不断地接收到各种强有力的信息，这些信息关乎我们的"身体"，关乎什么是"正常的"或"符合预期的"。这些信息往往很狡猾且具有颠覆性，因为它们会渗入我们的生命之中，指导我们的行为，影响我们选择说什么，选择保守什么。

我其实常常很难搞清楚是谁，或者是什么让我有了这种表里不一的感觉。难道是学校里的其他女孩？毕竟，她们把卫生棉条当作身份的象征去炫耀。难道是电视节目？难道是网络文化？毕竟，它们所赞美的女性气质总是那么纯洁、性感，我很难达到。难道是医学？毕竟，医生的意见、处方和看病的程序都理所当然地表明了一个"正常"的女性应该是什么样的。

现在我接受了这样的解释：是上述所有因素（甚至是更多因素）交织在一起，相互强化，最终合谋，共同建立起这样的女性身体形象，而这种身体形象与真实的女性身体相去甚远。那么，这样的身体形象究竟是始于何时何处呢？

从我自己的经验来看，我知道我是渐渐地、反复地接收到那些有关我身体的信息的。我有幸在学校接受过性教育，这是很多人都没有的经历，然而，欢闹的整体氛围以及对生殖器的过度强调无疑扭曲了我对男孩和女孩之间差异的看法。但这些都不是什么新鲜事儿了，我们女孩一起尿尿，而且我们都讨论过一个重要的问题，即女孩两腿之间有这么多小孔，哪一个是用来小便的，哪一个是用来生孩子的。同样幸运的是，在我 10 岁的时候，这种讨论完全是神圣而庄严的，在这样的讨论中，虽然一切都有些模糊不清，但感觉还是挺愉悦的；那时的我们虽然不懂这到底意味着什么，但却感受到它的存在一定具有重要意义。在课堂上所接受的性教育只是一些表面功夫，随后被一生中潜移默化接收的信息取代。

我记得大约 10 岁时，我和哥哥打架，他打了我的下腹部，接我们放学回家的奶奶骂了哥哥一顿，说他打了"女孩子的特殊部位"。我想这是我第一次意识到自己的生育能力，也是我第一次感觉到我的独特之处并不在于我的韧性和创造力（这是妈妈一直强调的），而在于"那些东西"。

从很多方面来讲，我都是一个幸运的孩子。虽然生活中充斥着束缚人的信息，诸如女性要成为一个生孩子的人、女性的价值是由其身体决定的（与此同时，女性的身体价值也从未被正确地衡量过），等等，但是在这些信息渗透进来之前，我曾有相当长的一段时间能够自如生活、呼吸和探索我自己。尽管如此，我也并非完全免疫这些影响，慢慢地我被迫长大，不得不面对那些以身体定义女性的观念，并将其内化于心。

◎ 挑战"比基尼式生物学"

在我们的社会中，女性由其生育能力所定义这样的观念无处不在，无论是在医学界还是在整个文化体系中都是如此。人们以微妙而复杂的方式习得这些观念，周而复始，内化于心，使其成为真理，将其视作**理所当然**，因此，要揭露文化和医学领域中的性别歧视假设也将非常困难。

然而某些时候，性别歧视文化和医学文化之间的关系会明显地显现出来。2019年，一张展示女性肌肉组织的图片走红网络，但其中并不是我们所熟悉的那个"身体"形象。成千上万的推特用户对乳腺管呈现的花朵形状感到惊讶，因为他们在学校生物课本上看到的各种骨骼、神经或肌肉系统的相关图片上都没有出现过这样的花朵形状。生物课本上的解剖图片很少有乳房，通常展现的都是典型的男性肌肉结构，比如宽阔的肩膀。当讨论到女性的解剖结构，且不可避免地需要提到女性解剖结构的某一特定部位的时候，也许还会使用一张"标准"的男性身体图像，只是在原有基础上添加了女性生殖系统。

这是因为我们大多数人接受的都是所谓的"比基尼式生物学"教育，它由荷兰乌得勒支大学（Utrecht University）生殖医学和妇科学系的巴尔特·福瑟（Bart Fauser）教授提出，即两性的身体除了生殖器官以外都是一样的，医学是性别中立的。只有这些乳腺管图提醒着我们，在这个历来都是由男性主导的世界里，我们应该始终对性别中立的说法保持怀疑。这样的说法轻而易举地掩盖了一个事实，即男性身体被当作标准，被认为是正常的，且通常是更好的、更重要的。因此，当我们仔细审视那些用来反映医学知识现状的图像时，往往不由自主地觉得人体似乎就等同于**男性**的身体。

这种所谓的"比基尼式生物学"不只是在妇科医学领域导致女性被无视、信息缺乏与医疗护理不恰当，更是在所有的医学研究领域蒙蔽和误导了相关研究人员。而资助方也持有类似偏见，他们普遍不愿意投资那些关于女性特有问题的研究，资助途径因而被阻断，医生对病人的诊断和治疗也受到了误导。

女性身体的运作方式与男性的不同，这种差异不仅体现在生殖能力方面，还体现在心脏、激素和基因方面，甚至两性在细胞层面就是有差异的。这意味着在面对某些特定疾病的时候，两性面临着不同的风险因素，而这些差异可能在我们生命中的不同时刻以性别特异性的方式显现出来。然而，医学仍未做好应对此类差异的准备。而且，在人类历史的绝大多数时间里，医学甚至都没有注意到这些差异的存在。

以心脏病为例。在全球范围内,心脏病对两性而言都是头号杀手,但人们常认为心脏病是一种主要影响男性的疾病。在心脏病学领域,很多长期以来被视为非典型的症状正逐渐被确认为女性病患所特有的临床表现。大多数女性心脏病患者并不会表现出我们常在电视剧里看到的那种典型胸痛症状,实际上,她们更常感觉到疲劳,恶心,下颌、背部或手臂疼痛,或者呼吸急促。因为如果症状偏离了男性的发病模式,那么女性的心脏病往往得不到及时诊断,也得不到及时治疗。女性接受心脏检查[如冠状动脉造影(coronary angiography),即冠状动脉的CT检查]和治疗(如安装心脏支架、外科手术或服药等)的可能性仍然较低。研究表明,女性心脏病患者一开始就被误诊的可能性要比男性高59%,在这种处境下,女性如何才能得到真正的帮助?毕竟,诊断错误的话,就不可能得到正确的治疗。

当男性身体被普遍认为是"中性"的时候,专门关注女性的生物学和"女性与男性身体全然不同"的观点就显得难以理解,而这就是**本书第一部分"被忽视的身体"**的内容,即,讨论这些因为人们只关注男性生物学特征而被忽视的研究领域。由于男性身体的解剖学结构一直被视为默认标准,所以女性身体的整个复杂系统被置入阴影之中。这也意味着女性的疼痛和症状常常被无视与忽略。

在**第二部分"被误解的身体"**中,我们将看到女性身体不仅被忽视,还被误解,这一方面是由于男性身体被当作默认标准,另一方面则要追溯至有关女性和女性气质的性别观念。正是由于这种误解，医学中将女性特有的心脏病症状视为非典型症状，甚至弃之不理，并在开发药物和治疗方法（如经典的电除颤法）时将心脏病主要看作是一种"男性"疾病。同样，这种误解也是导致医生使用同样的止痛药来治疗男性身体和女性身体的原因，但其实女性身体的疼痛信号通路（signal pathway）与男性的完全不同，她们需要不同的干预措施。

在**第三部分"未来的身体"**中，我将提出一系列疑问：我们如何看待未来医学中出现的新可能性？它们将如何服务于所有性别的身体需求？从女性友好型科技到人造子宫，这一部分展望了一些即将成真的"科幻情节"，并展示了影响其设计和实施的性别观念将如何决定未来的走向——是走向一个乌托邦式的未来，还是走向一个反乌托邦的未来？

作为一个女性，从我自己的处境出发，我最能讲好的故事就是女性的故事，所以这本书的重点也会不经意地落在女性身上。在这个过程中，我也会谈到医学对女性的忽视是如何与医学对其他边缘群体的忽视交织在一起的，我想从一开始就承认这一点，即，我所讲述的故事只是冰山一角。

还有一点，我承认，与有色人种女性相比，英国的白人女性的身体在医学研究中所受到的关注相对比较多，而其他女性则在医学上被放逐到了更渺远的境地。但我仍希望，我所讲述的故事能为这些标准身体之外的人提供一些见解和信息。至少对我而言，它们让我了解到了一些未知的领域，并指明其他人能够大胆探索的方向。

我的一些故事与医学中的"他者"息息相关，因此，可以将

自序：一个"自然"的女人

本书中提到的"女性"理解为"女性和其他边缘群体"的简称，因为这些群体的身体都被排除在主流医学范围之外。我不会假装我给出的这些信息能够与我并不属于的群体的经历一致，但我确信，大多数被医学忽视的人面临着双重后果。其一是其中很大一部分人遭受了巨大的痛苦，甚至面临死亡。其二则关乎存在，许多人关于自己身体的认知被逐渐破坏，而且他们对自己的信任程度也逐渐降低。对我来说悲剧是，这种由性别偏见与刻板印象所驱动的医学正试图使原来复杂的女性身体简单化，这使我难以理解自己的身体。

我在医学世家长大，并在学校接受了广泛的生物学课程教育。然而，我仍然对自己的身体充满不确定感。当我感到医疗程序有误时，或者当我感觉医疗专家说得不对时，鉴于医学的权威性，我总觉得是我的自我感觉出了问题。我自责为什么自己的身体不能适应那些医疗工具，而不是质疑为什么这些医疗工具不是为我设计的。当我了解到社会权力的失衡如何影响了我们对身体的看法时，我才明白可能存在着一条康庄大道——医学可以合理考虑不同群体之利益，我可以期待更多。

回到那张女性肌肉组织的图片，在此，我要做一个小小的免责声明：这张图片呈现的实际上并不是严格意义上的肌肉组织，而是乳腺管。科学家和其他一些聪明人在网络上回应这张热议图片时首先就提到了这一点，并坚称采用男性身体标准只是出于更高准确性的考虑。只是，这里所说的"准确"意味着什么，或者说，我们试图准确表达的是什么？

当下的医学解剖图是根据那些对男性身体而言重要的结构和系统构建出人体图像的。医学自以为有多了解人类身体，就需要做出多大的改变，只有这样的显著改变，才能理解女性身体。当医疗工具和事实相结合以解决女性特有问题之时，医学内各领域之间的界限将逐渐消失。在这里，从女性生物学的角度来看，将乳腺管纳入肌肉组织图是有意义的，因为肌肉组织的刺激作用能促进催产素（oxytocin）的释放，而催产素能激活乳腺周围的肌肉，使其促进乳汁排出。

换言之，肌肉组织作用于乳腺管。

在本书中，我想讲述女性是如何被科学所忽视的，这不仅仅体现在科学界具有代表作用的女性人数不足，更隐秘地体现在一些长期存在、看似合理，实则毫无科学依据的观念中，这些反过来导致了我们对女性身体的误解。

我想借本书说出某种"错乱之感"，那是一种我在医生诊室里常常会有的感觉：身体是一种错误，而我要为之负责。

同时，我更想要揭露以男性为中心的医学观念与医疗实践，并指明替代方案。思想是强大的工具，通过宣扬相关思想主张，女性健康事业的发展指日可待。

当然，我还想要分享科学的神奇力量——科学能改变我们所知道的世界。

好的女性主义就是好的科学，而好的科学将有益于全人类。

用语说明

本书指向一个广袤而尚待探索的领域，一个至今仍存在于以父权制为中心的科学研究视野之外的领域。在本书中，我探讨并展示了科学的发展是如何围绕"男性（man）"的身体利益而形成，而将"女性（woman）"的身体排除在人类标准外的。我之所以做出这样的用词选择，是为了用我们都熟悉且彼此共享的日常语言来指出科学中的盲点。并且，虽然我特意使用"男性"和"女性"这样的词语来代替专业术语，但人们对这些词语的界定尚未统一和明确，因此，毫无疑问，本书为了讨论之便，对这些词语所做的界定和定义也并不是这些词语的终极定义和阐释。

在本书中，我用"女性"这个词来说明科学家们是如何通过寻找生物学证据来进一步强化他们关于"女性是什么"的社会建构的观念[1]的。我使用"女性"这个词，意在强调它所具有的历史内涵和性别内涵（connotation），这些内涵，或者说隐含意义，后来和一系列的生物学特征联系在一起，被用来压迫和排斥那些在医学和社会中被视为"他者"的身体——所谓"他者"的身体，意指那些不健康的、不正常的、堕落的身体，或是那些承担孕妇、母亲等社会角色的身体。女性这一性别是凭借生物学特征而建立起来的。

阐明对女性的排斥仅仅是一个开始。我想证明的是一些新兴研究是如何模糊了长久以来我们认为我们知道的男性与女性之间的界限的。比如，女性自身的实际经历正在挑战外界所赋予她们的"女性"社会角色；而科学上的真正发现则使得一般被认为具有特定的、有别于男性的解剖结构、激素和行为的生物学特征的女性生物学图景变得复杂起来。女性具有某些"男性"解剖学特征，而男性则具有某些"女性"解剖学特征，这些发现正促使科学家重新评估他们对性和性别的生物学基础假设的认识和理解。

我们所持的性别假设并非根植于生物学，而是随着时间的推移，在社会语境之下，被那些**"利用"**生物学的科学家逐步构建起来的。那些最能振奋人心的、有助于打破旧的生物学视角下的性别划分的新研究，通常是由女性科学家主导的，她们以新的方式进行生物学研究，以回答那些在历史上和生理性别（biological sex）上不属于"男性"的人所关心的问题。对这些被归类为"女性"的人来说，这些研究不仅令人振奋，又与自身切实相关，因为它们带来了额外益处，即促使人们更好地了解生物学实际运作机制。在整本书中，我一直在主张并论证这样的观点：超越当前性别分类的狭隘视角，科学将更进一步发展。对我来说，打破科学中的性别桎梏就等同于促进科学的发展，这令人兴奋。当我们发现生物学与社会观念并不如我们所想的那样一致时，我们实际上是发展了一个新的知识体系，这可以促进人们对女性，以及其他边缘群体的理解，并希冀借此找到更适当的用语。所有这一切,也会促进我们对人体运作机制的科学理解。

在本书中,我希望打破围绕性别分类而生的各种刻板印象,让曙光照进来,让一些新的思想进来。这是一个起点,尽管仍面临诸多障碍。我提倡使用新的术语,但有时我又不得不沿用现有的那些有局限的术语。我呼唤科学界涌现更多女性代表人物,但我所咨询的专家们的性别却反映了这样一个现状——科学界仍然由男性主导。我强调,我们需要更多地聆听不同患者的声音,但本书中除了我的个人经历外,仍主要由科学家、学者和医疗行业的诸多专业人士的声音组成。尽管如此,我仍希冀这本书能成为一本工具书,让那些在医学领域中长期被忽视的人们接受它。希望这本书可以验证他们的过往经历,勾勒出他们新的症候群与个人体验,最终开辟一条通往医学未知领域的道路。

本书的目的是向所有患者、科学家,以及所有应得到更好对待、科学应为他们而发展的人发出邀请,邀请他们用他们的语言讲出自己的故事,让我们在这些讲述中不断贴近事情的真相。

目　录
Contents

第一部分　被忽视的身体 ...001

第一章　妇科医学与女性的生活 ...004

第二章　"性感"的研究 ...018
◎ 妇科和产科的污名化 ...019
◎ 助产学：能为与无力 ...022

第三章　"赋权"与女性的新刑具 ...028
◎ "坏科学"：玉石蛋与凯格尔运动 ...029
◎ 医学如何令人大失所望 ...036
◎ 盆腔健康新前景 ...044
◎ 反思身体 ...051

第四章　重新审视性学 ...053
◎ 医学凝视身体：权力关系 ...053
◎ 女性射精——揭开神话的面纱 ...057

第五章　过去与现在：医学如何研究身体 ...076
- 二元对立的激素观念 ...077
- 有关讨论 ...082

第二部分　被误解的身体 ...095

第六章　疼痛 ...102
- 用性别变量发现医学研究盲点 ...102
- 种族和性别差异 ...114
- 奇美拉：接近复杂、神秘的身体 ...116

第七章　心脏 ...119
- 压力与心脏病发作 ...121
- 你知道的心脏是男性的心脏 ...122
- 马斯教授与女人的心脏 ...126

第八章　骨骼 ...135
- 骨密度、骨质疏松与性别 ...136
- 骨骼的形成：交叉镜头捕捉原因 ...144
- 基因：重要与否 ...149

第九章　癌症 ...156
- 看不见的女性 ...163
- 性别偏见伤害了我们所有人 ...170
- 一种赋权的牺牲 ...172

目 录

第十章 卵子与精子 ...175
◎ 卵子与精子相遇：变化的景观 ...177
◎ 21世纪的不孕问题 ...185

第三部分 未来的身体 ...189

第十一章 女性科技 ...192
◎ 从卫生棉条出发的新叙事 ...194
◎ 身体即科学前沿 ...202

第十二章 阴蒂叙事 ...205
◎ 了解身体——每个人的权利 ...206
◎ 阴蒂文化 ...214

第十三章 生物科技 ...220
◎ "自然"的定义不是好定义 ...221
◎ 怪科学是好科学 ...224

第十四章 人造子宫 ...233
◎ 子宫2.0 ...236
◎ 另一种愿景 ...243

结　语 ...247
致　谢 ...259
注　释 ...263
译后记 ...291

PART 1

第一部分

被忽视的身体

在医学中，对女性生命的关注始于月经初潮，终于生育分娩。这种狭隘的定义源于女性和生育紧密相联的观念，这种联系紧密到女性的身体似乎都消失于子宫之中，女性身体似乎就等同于生殖能力。这种强调女性生殖能力的医学时间轴几乎忽略了一切，甚至没有涵盖有利于女性生殖健康的所有因素。同时它也使女性能获得的医疗照顾很有限，也限制了科学家对女性身体的发问。女性在其一生中一旦遇到那些无法解释的疾病与健康问题，而这些疾病和健康问题又不落在"典型"女性的"自然"且整齐的时间轴上时，医学就会保持"有毒"的沉默。

　　妇科医学是一个可以集中观察到性别的学科领域，因为它是"完全关于女性"的学科。然而事实远非如此。所谓女性气质总是矛盾的，如要求一个女人既忠贞无瑕，又性感热辣。这种极不可能的、自相矛盾的观念长期以来一直使女性沉默、压抑，让她们备受折磨。因此对每个个体而言，维护女性气质是一场徒劳的斗争，它不仅意味着女性要承受痛苦，还意味着女性要对那些破坏她们对外展现自我的东西保持沉默。科学和医学领域中的女性气质也是如此，医生们拒绝回应那些与分娩无关的问题，还有那些被认为是不"性感"的问题。而当女性认为自己的经历与"自然"的女性的经历不一致时，她们就会"遗忘"自己的经历——无论是子宫脱垂带来的影响日常生活的不适感、产后的心理健康问题，还是我们已被告知科学无法解释的对性唤醒（sexual arousal）的生理反应。

　　当我们开始在妇科医学、产科学、性科学和激素研究等领域解读那些对女性健康至关重要的问题时，我们将冲破所谓的"生物时间轴"（又称生殖时间轴，reproductive timeline）的束缚。我们将看到时间轴逐渐模糊，宛如不规则流动的经血将我们带到新的天地，在那里，妇科医学与其他医学领域紧密关联，展示了医学发展的新方式。我们或许会重新思考不同医学领域之间的边界，反思医疗实践之方式以及包括性别概念在内的医学概念之含义。这样的思考是冒险的、大胆的，但往往也非常简单。一旦挣脱现有生物学中那些扭曲认知的镣铐去思考生命的时间轴，显而易见，我们就会发现潜在的治疗方法；毕竟，女性健康问题的解决之道并没那么难以想象。

第一章
妇科医学与女性的生活

成年后,我开始服用避孕药。那时我还没有规律的性生活,但我希望有。我当时正在和一个男孩约会,我们的关系正朝着这个方向发展,所以我自知一定要保证"安全",也就是不要得性传播疾病(sexually transmitted disease),不要怀孕。不过,我服用口服避孕药的真正原因是,我那时想要像那些很"酷"的女孩一样——每一天的同一时间,从五颜六色的包装中取出药丸。那些女孩很自信,在她们那里我感受到了什么是"赋权(empowerment)"(即使那时我还不知道这个词)——她们已经是**真正**的女人了。我也想成为一个女人,所以我必须吃避孕药。

但是我的身体和心灵无法承受这种高强度的解放。我的身体变得浮肿,很多时候我都想哭,我的月经量也从涓涓细流变成了汹涌的洪流。我的身体似乎变得陌生,这种情况让我深感恐惧。

我去看了医生,医生告诉我,女孩们经常对避孕药产生这种反应。我问他,那该怎么做?他告诉我要么忍受副作用,要么停药。药物就是这样,标准而有效,是我的身体不能适应,医生们也无法解释其中原委。我默默地停止服用避孕药,反正未来一段时间内我都不会有性生活。所以，当我看着那些"酷"女孩频繁吃药时，我觉得我永远都不会体验到做一个**真正的女人**是什么感觉了。

回首往事，我开始思考其他女孩看似自信的外表之下究竟隐藏了多少不适。我在默默承受身体带来的压力，或许她们也是如此；我把自己身体的"任性"反应看作秘密，或许私下里她们的身体也在反抗。当她们感到不适时，或许她们也会责备自己的身体，而不是责备这不人道的文化。妇科医学让我们失望了。鉴于人们普遍忽视了本应有益于我们生殖健康的那些医学领域，大多数女性有过我上述的感受似乎也在情理之中。

妇科医学被认为是对女性生物学特征具有决定性意义的领域，却一直被严重忽视。在英国，只有不到2.1%的公费资助专项研究是专攻妇女生殖健康的，同时，医学界内部的相关讨论和整个社会对此的关注一样有限。这种沉默对女性来说是危险的，在缺乏知识的地方，关于女性与她们身体的有害想法便会大行其道。

这种孕育耻感的沉默氛围削弱了女性在生殖健康方面的权能。2022年，英国有31%的女性存在严重的生殖健康问题，包括经血过多、更年期症状与不孕不育等。[1]然而，不论症状程度如何，这些女性中只有不到一半的人寻求了帮助，与生殖健康相关的耻感被认为是阻止这些女性就医的关键因素。这意味着，在英国，超过15%的女性没有被关注到，也没有得到相应治疗。而那些为了得到医疗帮助而破除了对任性身体的恐惧的女性，往往会被沉默对待。

记者林恩·恩莱特（Lynn Enright）在其著作《阴道：一次再教育》(*Vagina: A Re-education*)[2]中结合研究谈到了她本人的妇科需求未得到满足的经历。她每个月都会感到灼痛，但她总是忽略这种疼痛，结果发现是得了子宫肌瘤（uterine fibroid）。即使做了宫腔镜检查（hysteroscopy），医生也无法解释她的情况。可见，问题并不只是女性不说出自己的症状（虽然这也是问题之一），还在于医学知识的缺乏，而这种缺乏使得妇科相关问题的禁忌感持续存在。这意味着即使女性的的确确提出了担忧，也常常只能得到医生茫然无知的目光。

医学上的这种沉默从何而来？英国爱丁堡大学（The University of Edinburgh）妇科和生殖科学系教授安德鲁·霍恩（Andrew Horne）认为，原因在于医学界的决策者和病人一样，都在与生殖健康相关的耻感做斗争。大型资助机构［如医学研究委员会（Medical Research Council）、美国国立卫生研究院（US National Institutes of Health）和惠康基金会（Wellcome Trust）］的决策小组历来都是由男性主导。这意味着，当有关妇科医学或产科学的研究出现时，许多决策小组成员会感到震惊。他们没有被这些问题困扰的直接经验，因而认为它们是次要的、尴尬的，有时还是微不足道的。结果，大量的资助被用于那些同时影响到男性与女性的疾病的研究，抑或仅仅与男性有关的疾病研究中。以糖尿病为例，它只影响了十分之一的女性，这一比例与子宫内膜异位症患病率一样，后者是指类似子宫内膜的组织长在了其他地方的情况，如长到了卵巢或输卵管里，这可能会导致痛经、慢性盆腔疼痛、性生活疼痛、排便疼痛以及潜在的生育问题等。虽然人们认为这两种疾病对生活质量的负面影响相似,但是用于糖尿病研究的资金却是子宫内膜异位症研究资金的20倍左右。[3]

对研究人员来说,除了政府资助机构,慈善机构也是一种获取资助的途径。但与心血管疾病等领域相比,专门资助女性生殖健康研究的慈善机构非常少。英国心脏基金会(The British Heart Foundation)平均每年投资1亿英镑;英国癌症研究中心(Cancer Research UK)在2019年到2020年间对相关研究的资助达4.55亿英镑。与之相比,作为英国为数不多的专门致力于女性生殖健康研究的慈善机构之一,妇女福利会(Wellbeing of Women)的研究经费仅有97.5万英镑。作为为数不多的这类性质的慈善机构之一,尽管其收到的资助申请量很大,但在2019年,在其研究咨询委员会审议的所有资助申请中,只有11%的申请获得了资助,相比之下,在同一时期英国癌症研究中心批准的资助比例为28%。

当我们直接对比这些数字时,差异是显而易见的,但关键是我们居然从来没有这样对比过。这样的对比表明,这些领域之间确实具有可比性。就科学可信度与对人类健康的重要性而言,妇科的重要程度与癌症研究等领域的重要程度不相上下;然而,由于资助机构与学科的日益专业化,政府和委员会成员往往不会从更全面的视角看问题。这种持续性的短见是医学改革中最令人沮丧和气愤的阻碍之一,因为它阻碍了讨论的可能性。

霍恩教授是少数几个成功申请到妇女福利会研究资助的幸运者之一。在他的诊所里,我们进行了交谈。他看起来颇为疲惫,在谈到他与他所在领域正在面临的挑战时,他表现出务实的态度。女性慢性生殖疾病研究的资助环境往往令人沮丧，所以像霍恩这样的研究人员必须找到创新的方法。霍恩正在研究如何将抗癌药物用到子宫内膜异位症的治疗中去。这意味着，投入到抗癌药物研发上的资助不会浪费掉（还因为这么大数额的资助显然不会专门投入女性健康领域的研究中去），其中有些资助甚至长达10年，但研究成果没能进入市场。

实际上，子宫内膜异位症仍然是一种神秘的疾病，病因尚未可知，最佳治疗方式仍存在争议。这种疾病会严重影响患者的生活质量：约有40%的患者说她们担心因为与该病症状做斗争而失业，已经有40%的患病青少年因此耽误了上学和考试。在英国，虽然有150万的人患有子宫内膜异位症，但平均确诊用时长达8年，并且近10年来这一情况没有改善。[4]正如世界子宫内膜异位症研究基金会（World Endometriosis Research Foundation）首席执行官伦·亨默绍（Lone Hummelshoj）所说的那样："你谈到月经之时，便是（女性健康被）忽视之时。"[5]

耻感不仅阻碍了妇科医学与产科学相关研究的进展，还妨碍了现有知识成果的正确应用。我与英国皇家妇产科学院（Royal College of Obstetricians and Gynaecologists，RCOG）院长莱斯利·里根（Lesley Regan）教授进行了对话，她向我强调了我们如何才能有力地提高女性的福祉——只需认真对待她们的需求，并在护理时做出简单的改变即可。她举了应对宫颈癌的例子来说明。目前已有非常有效的预防性筛查方案，应用这一方案有可能避免70%的宫颈癌死亡病例。宫颈检查，也称作宫颈涂片检查，是从子宫颈拭取细胞样品送到实验室进行检测，以确定是否存在任何可能导致宫颈癌的异常细胞。自1988年以来,英国一直在推行一项由英国国家医疗服务体系(National Health Service,NHS)统一组织的宫颈癌筛查计划。该计划利用了人口登记,可覆盖筛查年龄范围内(20~64岁)的所有女性,通过系统地定期联系和回访受测女性,达到了全国范围内的协调,保证了筛查的质量。

据估计,宫颈癌筛查计划每年能挽救约5000人的生命,但参加筛查的女性人数并非简单地持续上升,而是一直随着时间的推移而上下波动。就像其他女性疾病一样,名人效应可以在一定程度上提高人们的认识。真人秀明星杰德·古迪(Jade Goody)于2009年死于宫颈癌,她生前曾是宫颈涂片检查的公众倡导者。在古迪确诊并去世之后,NHS的数据显示,预约宫颈涂片检查的女性比以往多了50多万[6],但这个数字很快回落。实际上,从2015年到2019年,筛查项目的参与率持续下降,甚至达到了20年来的最低点。名人效应可能在一段时间内很有效,但并未从根本上解决问题,毕竟在这个系统中,有些女性是不愿意或是不能够参加筛查的。有三分之一的女性并没有参加筛查。据预测,2015年到2040年宫颈癌死亡人数将增长143%。里根教授表示,当这些数据被提交至首席医疗办公室(Chief Medical Officer,CMO)时,他们问道:"这是哪个国家的数据?"他们期望这些数据来自资源缺乏或经济不发达之地。这些令人震惊的统计数据确实揭示了一个国家的自满情绪——它拥有所需的一切资源,却未能理解是什么阻止了女性去获取这些资源。

研究者对女性错过筛查的原因展开了研究,结果表明,除个别其他原因以外，恐惧与尴尬等情绪、文化上的障碍是阻碍女性参加筛查的主要因素。这方面的研究进展缓慢——在当下的文化背景中，人们倾向于认为女性的感受是非理性的而将之抛弃，当社会未能回应女性的需求时，人们将责任归咎于女性自己而非医疗健康系统未能考虑到她们。

居家检测给女性带来了一线希望。由于开展定期医疗预约的困难日益增加，英国做出的新努力是发起居家检测。在一次测试期间，超过31,000名至少逾期6个月未参与筛查的女性从她们的全科医生处领取了居家采样工具包（邮寄或当面领取），在家中以一种便利且保护隐私的方式完成了拭子采集。这种自行取样的方法注重女性体验并基于此改变了测试方式来适应**女性**需求，解决了女性护理领域中一个长期存在的问题。这便是倾听女性的心声、回应女性需求的力量。

居家检测只是里根教授和皇家妇产科学院在《为女性创造更美好的生活》（Better for Women）的报告中提出的改善女性健康与福祉的简单措施中的一个例子。除了对生殖保健的独立干预外，他们还提出我们应反思如何更全面地管理女性健康，而这反过来又为整个医疗保健服务提供了一种模式，构建一个更强调健康促进，而非仅疾病干预的医疗保健系统。女性生殖保健服务迫切需要全面的改革。用里根教授的话来说就是："女性健康远不止是怀孕然后生一个健康的孩子那么简单。要考虑的是女性的整个生命过程。"[7]

正如我在上文陈述的避孕经历所证明的，我们应该从更早的年龄就开始获得具有针对性的支持，我们需要了解妇科问题如何影响我们健康的其他方面，我们需要在做出医疗决定之时，就社会与医学方面的影响因素进行信息互通的开放对话。问题出现后才对女性进行妊娠相关并发症的治疗，这只是由医疗、大众心理和社会系统所构成的女性生活这个棱镜所反射出的一点微光，透过这个棱镜，我们将看到提高女性生活质量的新方式、跨领域的科学新问题，也许还能找到一种全新的医学实践方式。

然而现实中道阻且艰。许多社会问题的解决方案看起来很简单，因此人们难以认真对待，历史长河中有许多这样的前车之鉴。这意味着女性在妇科医学及其他领域的治疗方式应得到彻底的改变。在大部分时间里，女性健康大多是以生育能力为中心的。与其说女性是需要接受治疗的（病）人，不如说她们是容器，仅仅是承载胎儿之物，只有和分娩健康婴儿有关时她们的健康才显得重要。在产科，这意味着医生会因为担心伤害到胎儿而不给母亲治疗。超出生育范围的其他女性健康问题也会超出医生的职责范围，更远远超出有限的医疗护理时间范围。许多女性健康问题，包括先兆子痫（preeclampsia，即一种以高血压为特征的妊娠疾病，会增加母亲和婴儿不良结局的风险）和妊娠期糖尿病（gestational diabetes），长期以来产科学的应对格言就是"分娩即治疗"，意思是，一旦婴儿出生，母亲身上的这些问题就不再是问题。因此，确保母亲的健康只作为确保她孩子健康的一种手段。然而事实是，那些患有先兆子痫的女性到中年时往往会患上心脏病与脑卒中，而患有妊娠期糖尿病的女性日后患 2 型糖尿病的风险也会提高。这些妊娠综合征实际上是不可逆的，常常会改变女性的生理功能，揭示她们未来的患病风险。这一事实表明，当前研究可以着力于识别孕期女性的致病风险因素，并为她们制订分娩后的预防性治疗计划。对女性的关爱必须远远超出单纯与婴儿有关的治疗范围。

产科学与妇科医学是"女性是生育载体"这一观念的副产品，仅此而已。一旦孕期结束，医疗便就此离去，女性的身体便再次在以男性为中心的医疗系统中被忽略。这并不是说通过研究分娩增进对女性身体的理解不重要，而是说我们不能止步于此。通过研究怀孕获得的有关女性身体健康的丰富知识可以以一连串提示的形式展现，这些提示应提醒并推动医生与科学家们调查并预防怀孕对女性整个生命周期各个方面健康的影响。产科学与妇科医学需要扩大领域范围，借鉴已有知识，打破围绕男性身体需求建构领域的观念，开启新的大门，发展出新的综合形式的医学。而在这种新的医学中，人们将全面考虑女性的整体身体与生命，而不是只停留在其身体或生命的一小部分上。

这就是为什么我们需要一种"全生命周期"的医疗观念，一种规划医疗健康服务的新方式，旨在确保女性全生命周期的健康和福祉，而不仅仅是优先考虑女性怀孕期间的生殖健康。这听起来可能是一项相当艰巨的任务，但实际上它并不难，只需要我们进行更好的组织。正如里根博士的报告所说："要想实现这一目标，我们可以将妇女及其可预期的需求放在我们服务规划的中心，并采取一些简单实用的方法来利用现有资源，提高其使用效率。"其中一条相关建议是提供容易获得的避孕措施，包括产后避孕措施。这项干预措施也很重要，因为上升的堕胎率所指向的群体主要集中在无法获得可靠的长效可逆避孕方法（long-acting reversible contraception，LARC）的年长女性身上。这一建议简单实用，但还未被纳入医疗服务系统。

另一条相关建议侧重于关注女性育龄期的各项指标以了解生育对女性未来健康的影响。例如，收集女性孕前、孕中与孕后的总体健康状况和生活习惯数据，以查明其未来可能出现的健康问题。该建议还指出分娩服务点与基层的医疗服务点之间数据互通的重要性。在英国，产后六周的社区医生（GP）检查是标配，这为识别可能面临精神或身体健康风险的女性提供了宝贵的机会。然而，当前由于时间的紧迫和医疗培训的不一致，这个契机往往被错失。上述提议表明，通常仅需要官方政策上的简单改变就能确保女性全生命周期的健康问题得到治疗，改变只关注女性怀孕期间健康的现状。

我们甚至不需要说服人们关心妇科医学和产科学领域以外的女性健康问题，因为关注女性健康似乎本就是一个摆在我们面前的任务，一个责无旁贷的关注重点。这种关注之所以特别有说服力，不仅因为它是基本的文明行为，还因为国际数据表明，女性健康是社会健康的基石。[8]虽然在我们的社会中女性占人口总数的51%[9]，但她们在社会中作为主要照顾者的比例要更高，因此女性对家庭和当地社区的健康行为（health behaviours）有很大的影响。换句话说，一个女性的健康会产生连锁反应，所造成的影响范围远超她自身身体范畴。基本的事实就是，从长远来看，关注女性健康在经济与社会层面都有重要意义。从这个角度来说，我们还需要什么更具说服力的理由吗？

里根教授还重申，女性不仅要在身体不舒服的时候就医，更

制造误诊

此图表说明了女性在整个生命周期中的生殖和性健康需求。

通过了解女性何时需要干预措施，以及这些干预措施如何相互影响，医疗服务可以更有效地维持并促进女性全生命周期的健康。

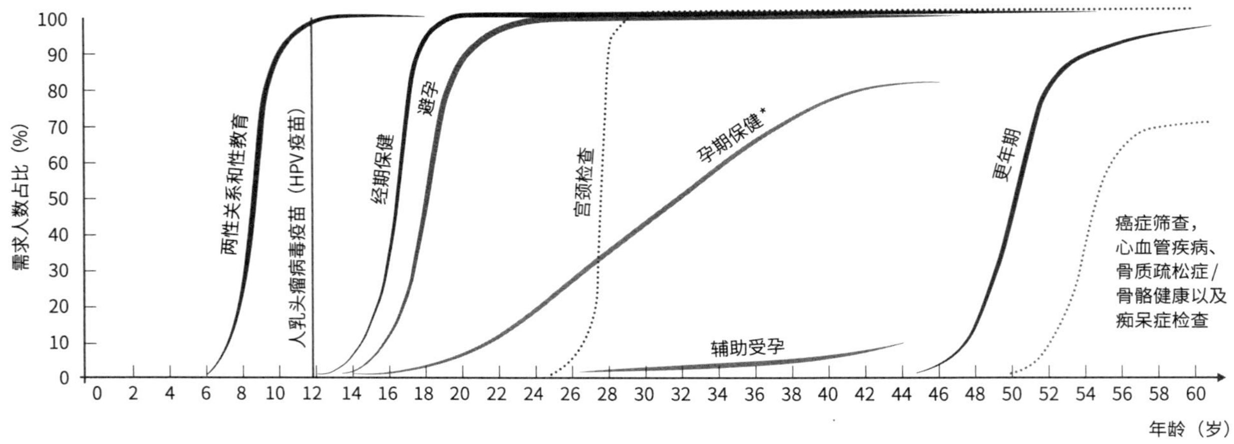

睡眠、饮食、运动、社交

100
90
80
70
60
50
40
30
20
10
0
0 2 4 6 8 10 12 14 16 18 20 22 24 26 28 30 32 34 36 38 40 42 44 46 48 50 52 54 56 58 60 年龄（岁）

预防接种和免疫系统

人乳头瘤病毒疫苗（HPV疫苗）

吸烟

避孕措施

孕期保健*

辅助受孕

更年期

癌症筛查、心血管疾病、骨质疏松症/骨骼健康以及痴呆症检查

*孕期保健包括孕前、产前、分娩和产后护理

这图表阐明了女性生殖与性保健的生命周期。

在女性生命中可预测的关键时刻采取干预措施，有助于促进其健康并预防疾病。[10]

014

要为了维护健康就医，比如，采取避孕措施、进行宫颈检查或产前检查。当女性觉得可以出于维护健康的理由而预约就医时，当女性的健康问题可以得到医疗专业人员的认真对待时，女性的生活质量将得到改善，社会的医疗健康新模式也将得以呈现。这一模式的目标是预防而非干预疾病。在此模式下，我们有机会让妇女成为预防医疗保健的"大使"，鼓励女性主动寻求健康，而非仅预防疾病。这并不是将责任推给女性，也不是要在这个女性往往已经成为无偿照顾者的社会中要求她们承担更多的无形劳动，而是要发展一个支持女性及其需求的系统，从而培育出一种每个人都能受益的医疗保健形式。要有效地做到这一点，就意味着我们应该询问女性的经历，倾听女性的心声，让她们的话语发挥应有的作用。这听起来很简单，然而……

我决定服用避孕药的原因有很多，其中最主要的一个原因是我已经内化了安全性行为（safe sex）的含义。我以为这个过程会很简单，即问题明确，且解决方案直截了当，然而我没想到的是，这个解决方案并不那么简单。我的身体并没有像医学上认为的那样，属于"一般的"女性身体，会对给定的医疗措施做出预料之内的被动反应。医学没有告诉我原因，也没有提供替代方案，所以完全没有解决**我的**问题。医学甚至给出了错误答案，因为它把问题本身搞错了。

对我（也许还包括很多像我一样的女性）来说，服用避孕药的意义远不止是安全性行为。这意味着我可以对自己身体做出某种决定，并在这个过程中感受到自信、安全感，获得力量感。但当我依靠药物这样做时，期待却常常落空。如果医学界敢于基于女性自身优先考虑的事项和需求，将现有的过度简单化的解决方案复杂化，承认其不足之处，也许我就不会觉得自己是一个失败的女性，而是把矛头指向这没能满足我需求的制度。

对我来说，服用避孕药的时刻是一个具有分水岭意义的时刻。但如果那些重要时刻没有如预期发生，会有什么影响？我们作为个体，每个人的身体都不同，当我们的生命历程与预想中的不同时，又会发生什么？也许我们只有在事后才能真正认识到这些时刻。回过头来我们会想，"哦，确实，就是在那个时候我才开始意识到自己的身体是一个女性的身体，具有女性的特征"；抑或是，"现在我明白了，那是我第一次感到我的身体还不够好"。医学界也需要具有分水岭意义的一刻。新的医学世界有着新风貌，那里的一切看起来或许与现在的非常不同，一切无序延伸、充满变数。它将带领我们穿越整个生命的不同阶段与不同代际。但那里将更适合更多的人居住，不仅仅是那49%的人，尽管最终也将有利于他们。

医学专家需要与女性对话。这些对话能起到指导作用，将引导医学专家审视他们那关于"女性的身体究竟需要什么"的假设，这也将要求医学以跨学科与全生命周期的新方式调动知识。毋庸置疑的是，打破对女性生殖健康的沉默会对整个医学产生影响。在接下来的一段时间内，我们将会看到一系列混乱而不和谐，甚至相互矛盾的个人经历，但这些经历实际上将汇聚成一股力量，所有人也都将团结在一起，一起挑战过于简化的诊断和治疗系统，一起挑战一个本应让所有人都可以解决自己的问题并得以宽心的学科。然而，这些仅是一个长久以来的表象，表象之下是苦痛中的女性。医学需要丢掉现有的样子才能找到自我，比如打破那些植根于女性生殖健康的耻感，这将揭示出妇科影响女性生活的各种方式，为一个不仅有效且关心人类的学科的发展创造肥沃的土壤。

第二章
"性感"的研究

纵观全局，妇科医学和产科学所面对的污名化问题是多方共同造成的，无论是政策制定者、资助评审委员会，还是科学家自身，不论是有意还是无意，这些群体似乎都对这些以女性为中心的领域避而远之。

就科学界而言，科学家们依靠他们所在研究领域的补助金来资助他们的研究。而资金未能流入妇科医学和产科学领域，这或许可以解释为什么这些领域较难吸引到研究人员，因为他们能预料到自己的工作将因资金问题而难以开展。然而，问题不仅限于此，妇科医学与产科学领域的许多研究人员一致认为，缺乏资金并不是首要问题。妇女福利会独立主席戴维·威廉姆斯（David Williams）教授证实，实际上，英国国家健康与保健研究所（National Institute for Health and Care Research，NIHR）、英国医学研究理事会（Medical Research Council，MRC）与惠康基金会为他关于分娩和怀孕的研究提供了大量资金。如果问题不是资金不充足，那么问题究竟出在哪里？

第二章 "性感"的研究

◎ 妇科和产科的污名化

威廉姆斯教授强调了一个更深层、更普遍的问题。不仅资助评审委员会对妇科与产科等领域保持沉默，医疗专业人员本身也普遍对这些领域感到不适，这种态度导致许多本想专攻这些重要领域的科学家兴趣骤减。威廉姆斯教授的研究方向是患有急性病或慢性病的孕妇的临床护理和研究，他向我阐述了这些领域是如何被视为不"性感（sexy）"或者说不那么吸引人的。在妇科领域，"性感"这一措辞很容易引发误解，但很不幸的是，这位教授所述皆为事实。这样的现象在科学界着实普遍，即，对很多研究人员而言，某些领域的研究成果更振奋人心，因为它们常被认为是更有价值的"科学进步"。

纵观科学研究的各个领域，这样的现象随处可见。比如，将探测器送上火星远比监测宇宙中的背景辐射（background radiation）更激动人心；发现新物种远比保护动物更令人鼓舞；开发基于核糖核酸（Ribonucleic Acid，RNA）的疫苗远比开发疫苗的分发系统更催人奋进。对那些初露头角的研究人员和科学家而言，那些具有"高科技"属性和"突破性"潜力的领域最有吸引力。这些领域的发现能让人登上头版头条、获得大英帝国勋章（Officer of the Order of the British Empire，OBE），甚至被拍成电影。

威廉姆斯教授指出，人乳头瘤病毒（human papilloma virus，HPV）疫苗的研发就是那种研究人员希望参与的、振奋人心的科研工作的典型例子。对大众来说，HPV疫苗看起来可能并不那么震撼，也并不令人心潮澎湃。但至关重要的是，请不要忘记，在21世纪初期它被发明之前，没有人想到过这种东西，在被发明出来之后它迅速广为人知。这种能够治疗癌症的疫苗自2006年一问世就带来了颠覆性的改变。

HPV病毒有超过200种亚型，在人类群体中极为普遍。这种病毒会感染皮肤或体内黏膜上的细胞。虽然大多数HPV病毒亚型不会引起任何显著的健康问题，但几乎所有的宫颈癌病例都是由HPV病毒引起的。HPV疫苗最早是由澳大利亚昆士兰大学（University of Queensland）的伊恩·弗雷泽（Ian Frazer）教授和周健教授研发的，并于2006年在美国首次上市，目的是应对当时宫颈癌高发的状况。仅一年之后，HPV疫苗就在80个国家获批推行，其中包括澳大利亚和整个欧洲联盟（简称欧盟）国家。截至2019年10月，全世界已经有100个国家的人可接种HPV疫苗，借助疫苗，世界卫生组织（World Health Organization, WHO）建议各国将HPV疫苗纳入常规疫苗接种计划进行推广。因此，在16—21岁的女性中，HPV的感染率已经减少了80%以上。[1]

德国病毒学家哈拉尔德·楚尔·豪森（Harald zur Hausen）揭示了HPV病毒在宫颈癌发展过程中的关键作用，这一发现为后续的疫苗研发工作奠定了基石。颇具讽刺意味但似乎又在意料之中的是，即便是在生殖科学这个技术先进的分支中，楚尔·豪森的提案还是被制药公司拒绝了，因为制药公司认为这种疫苗赚不了钱。然而，仅仅过了20多年，也就是HPV疫苗开发出来后，楚尔·豪森就因此发现被授予2008年的诺贝尔生理学或医学奖。楚尔·豪森的研究让研究人员被世人铭记，这被许多年轻研究人员奉为职业追求标杆,激励着他们以此为标准创造自己的成就。

HPV疫苗的研发无疑是预防女性癌症方面的重大突破,但这种绝无仅有的科研成就所带来的荣耀也导致妇科医学和产科学的其他重要领域相对被忽视。在科学界,很多科研可能无望获得个人声誉,因为它们可能需要团队合作。这些被边缘化的科学领域的研究成果可能不会以"能拯救生命"的干预措施之名载入史册,因为它们更趋于解决那些不会危及性命但足以毁掉人生的疾病。许多这样的疾病被称为隐形的疾病,比如上文讨论过的子宫内膜异位症、盆腔疼痛(pelvic pain)或经血过多(heavy menstrual bleeding)等慢性疾病。这些疾病严重妨碍了女性在教育、职场和亲密关系中的正常状态。如果不加以治疗,它们可能会困扰女性一生,造成严重的伤害,但女性往往会选择将这些疾病隐瞒起来,或认为必须隐瞒疾病才能维持正常生活。换言之,这些疾病并不"性感",这意味着为缓解这些疾病所做的工作和研究也不"性感"。

在过去的几年里,尽管我们引入了HPV疫苗、改进了宫颈癌筛查与治疗方式,宫颈癌甚至可以被治愈了,但研究人员往往还是认为那些仅影响生活的疾病并不那么有趣。

围绕女性健康问题的污名化现象仅能初步解释妇科和产科研究不足的现象。除此之外,还有一个同样与性别歧视有关的问题,即哪些科学议题是"性感"的。这意味着那些短期就能带来突破性进展的研究往往会优先获得关注,而那些长远来看能改善女性生活质量的重要研究却被置于次要地位。显然,鼓励更多的女性研究人员参与并推动相关研究发展,将有助于重新定义何谓"性感"的科学议题，甚至可以促进目前亟待解决的女性健康问题的去污名化。实际上，想要推动女性健康研究取得突破性进展，就需要向女性群体提问，倾听女性的声音，并以切实有效（但往往低技术含量）的解决方案来回应她们的需求。

◎ 助产学：能为与无力

一些与女性怀孕和生育后的长期福祉相关的重要研究是由助产士完成的，因为助产士倾向于研究有过怀孕和生育经历的女性的个体亲身经历。近年来，这些研究中的一些信息产生了很大的影响。

在发达国家中，英国是早产率与死产率最高的国家之一，同时，英国的产科服务（maternity services）在医疗过失索赔方面花费最多，索赔率在英国位居第二。詹姆斯·哈里斯（James Harris）博士是循证（evidence-based）助产学的高级临床讲师，在一次线上会议中，他告诉我，其实早已存在一种干预措施，可以将早产率降低24%，死产率降低约16%，同时还能大大提高服务满意度。[2] 我听到这个消息后感到很惊讶。事实很残酷：如果它不是一种干预措施而是一种药物，那么每个人都会服用它；如果它是一种技术，那么每家医院都会配备它。然而，这种干预措施并不是先进的疫苗，因而并未得到普遍推广。它的原理十分简单——确保从怀孕初始到产后出院期间负责照顾孕产妇的助产士的护理具有连续性。[3]

多项随机对照试验以及一些文献综述已经证实了这种连续性

护理模式的好处，然而只有少数女性能获得这种模式的护理。这样的现状尤其令人担忧，因为这种护理模式对脆弱易感的家庭和高危家庭最为有利，持续的护理关系意味着助产士能够更好地满足这些家庭的特殊需求。[4]

哈里斯博士失望地叹息道："如果这是一种能治愈勃起功能障碍（erectile dysfunction）的治疗方法，又或者它是一种能治疗前列腺癌（prostate cancer）的治疗方法，就不会在常规综合护理中被推迟推广。"听到此处，我怒发冲冠。这样的现象已然屡见不鲜：为何我们看到的都是声称能解决男性勃起功能障碍的电视广告，却几乎看不到有要为女性解决子宫内膜异位症的电视广告？

哈里斯博士是如此解释这种滞后性的，他指出政策制定者、科学家以及医疗从业人员一直不信任非药物或非技术性医疗解决方案。这些基于女性真实经历的研究所提出的解决方案都依赖于关系的力量，依赖于助产士和孕妇之间随着时间推移建立起来的信任关系。这样的研究需要时间的沉淀，它得到的也不是所谓"性感"的研究给出的灵丹妙药，因此被认为是不科学的。

哈里斯博士又举了一个例子来说明由男性主导的科研文化是如何与女性的实际医疗状况脱节的。人们往往优先考虑以"高科技的解决方案"来回答科研问题，因而也优先考虑并竞相开展能赢得科学赞誉的研究，而不是首先考虑本应因此受益的女性患者的福祉。2017年，英国国家医疗服务体系（NHS）终于开始实施由助产士提出的连续性护理模式，推行了"孕产妇促进计划（Maternity Transformation Programme）"[5]。最初的目标是让

20%的女性得到这种护理方式，并计划在2020年之前将这一比例提高到35%，但由于种种原因计划并未如期推进。尽管如此，这一政策的推行仍使这项研究产生了巨大的潜在影响，如果再将母亲及其子女的长期健康考虑在内，那么这一政策的影响甚至可以与HPV疫苗的普及相提并论。这也是产科学研究首次对英国的政策产生影响。

尽管产科学研究和上述举措开始朝着真正以患者为中心的方向发展，但人们仍然倾向于寻找更科学、更先进、立刻解决医疗问题的解决方案，而不是以女性身体的长期健康福祉为先。

哈里斯博士尤其担心的是，有关特殊的社会状况对新手妈妈心理影响的研究是缺乏的。近期，英国的产科服务发生了剧变。大多数产科病房取消了居家分娩选项，因为救护车服务无法保证在接到紧急呼叫后的5分钟内赶到并将产妇送往医院，所以他们认为居家分娩是不安全的，这对许多准妈妈来说是一个巨大打击。此外，出于种种原因，新手妈妈的伴侣可以不陪同检查，所以许多新手爸爸直到孩子出生后才会看到孩子，听到孩子的声音；也因此，许多女性在没有家属陪护人员在场的情况下被告知流产的消息。目前很少有医疗公益机构资助的研究会探讨上述短期应急措施所导致的长期社会影响和心理影响。比如它是否会影响母胎依恋、新手妈妈与新生儿之间的关系，诸如此类的问题无人问津。虽然也有一些回顾性研究与一些女性进行了访谈，但这些研究很少涉及未来我们应如何改善这些女性的心理健康状况。

医学界开始逐渐认识到有必要对产科学中的心理层面和社会层面展开研究。之前我们提到的资助者是此类研究的重要推动力，政策研究机构已经开始敦促这些资助者优先考虑与女性生殖健康相关的研究，尤其是怀孕与心理健康这一重要而被忽视的领域。[6]虽然抑郁症和焦虑症是孕期最常见的心理健康问题，且有15%～20%的女性会在产后第一年受到心理健康问题的影响[7]，但在与怀孕相关的研究中只有4%的资金用于这一领域。

对科学家和医疗专业人员而言，女性在孕期与产后的心理健康状况是一个复杂且受多种因素影响的问题。新手妈妈在产后罹患抑郁症的风险增大，这可能是由妊娠晚期出现的医疗问题引起的，也可能是由以前的心理健康问题引发的，还可能是因孕期与产后的各种社会因素和环境因素导致的。从母婴关系到所使用的药物再到原本存在的心理健康问题的处理，这些都可能给女性心理带来影响。虽然原因是多方面的且需要分开讨论，但其实解决方案已经存在。这种解决方案从科学角度而言"并不先进"，只是需要更好的组织罢了。而且，通常来说，循证实践标准已经存在，只是没有在医疗机构中实施。[8]这种解决方案就科学意义而言并不那么振奋人心，因而仍然不怎么吸引那些热衷于投资"性感"科学的资助者。这种解决方案并不依托单一的治疗方法，而是基于持续的支持。"持续的支持"这个概念既没有得到科学界的承认也没有得到资助者的重视，然而，正是持续的支持而非治愈疾病，才能区分优秀与不合格的医疗护理。

需要强调的是，这种"性感"的科学不只是限制了女性可获得的医疗护理，它对每个人都有害。这种模式在医学界盛行已久，即寻找所谓的"优雅、一站式的"解决方案，以解决那些具有单一病因且有治愈可能的疾病，然而这种模式限制了科学家对问题深入理解的程度，同时也限制了医疗专业人员对患者的支持程度。让我们以男性的勃起功能障碍为例来讨论和解释一下。20世纪90年代末，美国辉瑞制药公司（Pfizer）推出了药物万艾可（俗称"伟哥"）。在该药物的疗效被提出之前，其所治疗的症状一直被认为是衰老的正常现象，或是正常情绪波动引起的正常生理反应。万艾可最初用于治疗由糖尿病、脊髓损伤等医疗问题导致的勃起功能障碍，但被辉瑞公司转变为一种面向所有男性并延长其勃起时间的药物。辉瑞公司将勃起功能障碍医疗化，还通过广泛的营销活动宣扬并传播了一个自定的性能力标准，暗示人们，任何达不到这一标准的情况都是病态的，并会造成心理伤害。问题的关键在于，辉瑞公司所主张的这样一个前所未有的性能力标准给人们造成了巨大的伤害，他们针对这个有争议的标准所提出的简化治疗方案也是。一种更重视所谓的尖端解决方案的医学文化与经济粉墨登场，这种新的医学文化与经济不愿调查男性对勃起功能障碍的真实感受（即使事实没有想象中糟糕）[9]，放弃麻烦的、复杂的、具有文化依赖性以及个性化的医疗护理，更重视开发简单直接且适用一切男性的小药丸。这种医学文化与经济不仅没有解决现有问题，甚至节外生枝创造了新的问题。

在怀孕和心理健康领域中，在妇科医学以及后文将谈及的心脏病学和骨骼研究领域中，女性医疗护理所需的大部分知识和资源都已经存在，医学只需要利用好已有的全部医学知识和经验来为女性提供最好的护理。但任何领域都无法独立为女性生殖健康护理提供所需的全部工具。当医学专业围绕着对研究人员（通常是男性）而言是重要的问题，而不围绕着对女性生理机制而言是最重要的问题而形成之时，上述医学愿景何以成真？这里的挑战或许不在于技术创新，而在于发明令人印象深刻的工具并将其用于跨领域的合作或用于衡量与响应患者的需求。也许，诺贝尔奖是时候要侧重于考量医学研究中的社会创新而不是科技创新了。

第三章
"赋权"与女性的新刑具

2017年，我25岁，那一年，我听到了一些以前从未被公开讨论过的话题。那时我还在上大学，突然间女性生殖健康似乎不再是一个禁忌话题了。在经历过一段充满了强有力的无声信息、充满了羞耻与孤独（那时的女孩在医疗系统中总是感到形单影只）的孩童时光之后，仿佛有一阵赋权的东风吹到了英伦，打破了与世隔绝的藩篱。

或许是因为大学的氛围的关系，那时我开始研究生殖权利等议题，身边也都是女性主义者；又或许是因为我年纪渐长，有了一定经验，不再幼稚地谈性色变。无论如何，女性生殖健康议题不仅变成了一个可接受的、值得讨论的话题，而且成为一个热门话题。

许多文章、视频和产品都宣称它们能解放女性，让我更深入地了解自身的身体。其中一些还承诺能帮我调理月经，获得更好的性生活，甚至还能帮助我解决一些我自己都不知道的问题。

在这个过程中，我被告知，阴道可能很脏，会有异味，是需要清洗的。我了解到，阴道可能会松弛下垂，只有通过锻炼才能保持紧致和年轻。《魅力》（Glamour）杂志，甚至是《泰晤士报》

(*The Times*)等"高大上"的媒体也开始大篇幅报道相关话题,社会这种对女性私密部位的开放态度是一件新鲜事。但慢慢地这种开放令人不堪重负。那种熟悉的痛苦感又回来了——女人觉得自己不够有女人味,觉得自己不正常、不够完美、**不够干净**。我的羞耻感只是从一种形式转变为了另一种形式。而现在我知道了,这一切都是我自己造成的。

我新发现的教育材料试图教导我,我的外阴(现在我知道这个词是指女性的外生殖器,而不是指连接外生殖器和子宫颈的阴道)是需要保养的,这样的解放似乎也带来了对女性私密部位的期待:洁净、紧致、没有异味。当我没有或者我不能满足这些期待时,羞耻感便随之而来,而我却从没有想过去质疑这些期待来自何人。

◎"坏科学":玉石蛋与凯格尔运动

2017年,正当我察觉到"成为一个女性"所面临的这些新担负之时,妇科医生珍·冈特(Jen Gunter)一举成名,她与明星格温妮斯·帕特洛(Gwyneth Paltrow)因Goop公司推荐的产品发生了争执(Goop公司是帕特洛开创的关注生活方式与健康的电子商务公司)。于是,冈特医生的健康之战打响了。她与这个现在市值超过4.2万亿美元的商业体对抗,并因此几乎在一夜之间成为世界上最有名的妇科医生。

由于太多人向她咨询这件事,冈特医生干脆就Goop公司出售的玉石蛋(又称"阴道石")给帕特洛写了一封公开信。[1]

Goop公司承诺这些产品能够"调理"经期并"增强女性能量"，还有一些其他作用。所有这些功能都被包装为医学上必要的保养，是现代女性自我保健养生大法的一部分。

帕特洛曾说阴道是"文化风暴"[2]，对她个人来说确实如此。在帕特洛的生殖健康商业版图中，她不仅开拓了私密部位气味蜡烛的市场，还发起了一场字面意义上的健康秘诀"历史复兴"运动。比如，她复兴了古老的阴道蒸汽疗法，还推广了她称之为"性尘"的神秘混合物。2020年还有一部网飞纪录片追踪记录了Goop团队所发明的一系列勉强能称为"另类"医疗干预的手段，但从更现实的角度来说，使用它们更像是进行一场没有科学依据且危险有害的、拿人类健康来进行的赌博。

在给帕特洛的公开信中，冈特医生就Goop公司网站上有关玉石蛋的不科学的描述提出了质疑。比如，Goop公司声称"玉石蛋可以平衡激素"，但这在生物学上是不可能的。事实上，冈特医生的批评得到了回应，加利福尼亚州消费者保护办公室于2018年对Goop公司提起了诉讼，罚款金额达14.5万美元。Goop公司支付了罚款但仍继续销售玉石蛋，唯一的改变只是略微修改了公司网站上关于玉石蛋具有广泛潜在功效的描述，换用了更"谦虚"的描述。

司法介入已证实了玉石蛋并不能平衡激素。冈特医生的批评也不仅限于科学范畴之内。在公开信中，她还从整体上质疑了Goop公司对女性妇科赋权的曲解。

我的异议始于那篇介绍玉石蛋的文章之开头，特别是那句"为了取悦皇帝，皇后和嫔妃用玉石蛋保持身材"。绝不要说这是为女性赋权，这样做只是为了你的男人！

尽管这是一种误导，但也许正是这种以"赋权"为名的营销方式推动了Goop公司的商业成功。或许Goop公司之所以能吸引顾客就是因为它高度赞美女性能量，它还向女性承诺这么做可以获得性高潮，并做出了这样的保证：通过与身体建立更积极的联系，女性可以体验到"她们"在其他地方无法获得的医学益处，从而实现对自己身体的控制。如今，像Goop这样的公司在其网站上重新推出的许多技术实际上来源于20世纪70年代的女性主义手册，这些手册是由那些对医疗机构的护理不抱希望的女性编写的，这或许说明了问题所在。

当前的妇科医学无法满足女性的需求，难怪女性又回到了昔日的阴道神话中，希望重获对健康的支配权。当女性健康问题被认为是"不性感"的且被置之不理时，当女性对自身健康的叙述不被倾听时，健康产业介入并提供一种选择，这并不出奇。或许我们中的一些人只是太渴望接受一些新的信息而没有仔细审视真伪，可能是因为她们想找到一些未被倾听的问题的答案？又或许她们只是想尝试一下任何可能有帮助的方法？

冈特医生观察到，Goop公司和其他类似的健康品牌加剧了女性在谈论妇科问题时可能会有的不适感。这些公司传递了这样一种信念，即女性的身体应当保持"洁净"，女人应当购买某种产品来管理自己的生殖系统，否则便是"肮脏"的。早在2015年，冈特医生就在其首篇反对Goop公司的帖子中分析了所谓的阴道蒸汽疗法，这是 Goop 公司推荐的一种所谓"更高级别"的排毒方法，称其能够再次"平衡女性激素水平"。而冈特医生则指出，阴道蒸汽疗法不仅不必要，而且有害。原因之一是，阴道、子宫和外阴都能够自我清洁；原因之二是，这样做会破坏维持阴道健康所需的乳杆菌（lactobacilli）环境。

阴道蒸汽疗法的过程是这样的：使用者蹲在装满草药的蒸汽容器之上，蒸汽向上飘入使用者的阴道。这种疗法与历史上某种认为"女性身体内部是不干净的"观点相关。这种观点可以追溯至古希腊时期，当时人们认为子宫会在体内游走并导致疾病，而在两腿之间放置芳香的草药可以像哄骗动物一样将子宫哄骗回原位。这种观念在学术界和大众思想中根深蒂固，从而进一步巩固了这一观念——女性受身体的支配，因此在精神和身体上都是低人一等的，不适合参与公共生活。甚至到了 19 世纪晚期，这样的观念还得到了所谓"科学"的证实。

这种子宫有害的观念是父权制下医学传统的一个组成部分，今天却不知何故打着女性赋权的名义死灰复燃。这种观念同玉石蛋一样在不经意间侵入了我们的生活。Goop 公司健康议题的内核是对女性气质的普遍恐惧，因此人们感到需要调用古老的父权制下的生物学神话来镇压和控制它。

这不仅是糟糕的科学，还是糟糕的女性主义。

Goop 公司的健康议题是在要求和迫使女性去呈现"性感"的女性气质。但这种女性健康观念并不是出于女性想要什么、怎么样能让女性感觉良好等考虑，也不是基于健康角度的考量，而是基于伪女性主义文化所认为的"性感"，这对女性的身心皆有害。

第三章 "赋权"与女性的新刑具

生活还在继续,杂志和报纸逐渐被TikTok取代,我即将步入30岁。某天下午,我刷着视频,突然发现TikTok已经成为一个公开讨论女性健康的平台。在一个视频里,伴着有重音节拍的音乐,TikTok用户@that.c00chie.girl说道:"欢迎来做每日阴道运动练习。"再加上一些反复出现的"xo"表情符号,观看者就知道大概怎么回事了。

这就是GripTok挑战。

GripTok挑战呼吁女性(主要是女性,当然也欢迎男性)跟着视频背景音乐的节拍进行盆底肌的收紧与放松运动。这项运动通常被称为凯格尔(Kegel)运动,医生常常建议生育后或绝经后的女性做凯格尔运动来增强盆底肌功能。然而,现在GripTok挑战已经在青少年中流行起来,相关的话题标签已经获得了超过6000万次的浏览量。GripTok挑战相关视频还会配以一系列速度和难度不一的特色歌曲。一大批以"@每日提醒女士"等为名的账号纷纷涌现,鼓励TikTok用户(有些只有14岁)进行每日练习。

这些做凯格尔运动的女孩妆容精致,她们视频中的歌曲歌词把女性经历或者至少是阴道放在了最显眼的位置。凯格尔运动的影响似乎已经远远超出了其最初的朴素起源。这种练习方法是由美国妇科医生阿诺德·H.凯格尔(Arnold H. Kegel)于20世纪40年代末开发的,是一种防止女性漏尿的非手术疗法,漏尿又被称为尿失禁(urinary incontinence)。凯格尔认为阴道分娩是导致盆底肌力量减弱的原因,并认为虽然手术可以确保骨盆底相关结构正确归位,但肌肉功能的恢复需要进一步干预。他的南非同事范斯科克维克（Van Skolkvik）的研究使他想到借助锻炼来解决尿失禁问题。范斯科克维克观察到，在南非的一个部落中，助产士推行了一项练习，她们会让新手妈妈们在几周内定期收缩阴道肌肉来夹紧她们的手指，以便有效地恢复该区域的肌肉力量。

凯格尔医生开始将这种盆底肌锻炼的原则应用到他在洛杉矶的临床实践中。最终，在1948年的一篇论文中，他发表了自己长达18年的研究结果。在文中，他建议医生可以通过引导女性将手指放在阴道内部并收缩该区域的肌肉来帮助女性定位并增强盆底肌。然而，在应用这项技术之时，凯格尔医生在研究笔记中透露，许多患者在尝试正确进行这一运动训练时遇到了许多困难。他写道："除非患者的重复努力能够可视化，让她们看到自己的每一点进步，否则患者是很容易气馁的。"

凯格尔医生继而开发了一个叫作会阴收缩力计的设备，这个发明使他声名大噪。这个设备有一根长管，可以在阴道内部滑动，长管是密封的，里面充满了空气。管子的末端伸出阴道外，与一个刻度表盘相连。当管子被挤压时，表盘能记录压力的变化，这能显示使用者是否正确地进行了锻炼，同时让使用者通过记录数字来衡量自己的进步。

凯格尔运动一经问世就备受欢迎，其受欢迎程度之高就如会阴收缩力计上的压力值一样节节攀升，科学家、理疗师与非专业人士都推荐通过凯格尔运动训练来治疗与盆底肌相关的一系列症状。不仅如此，网上带头倡导复兴这项运动的人还认为凯格尔运动的好处不仅仅是预防尿失禁（甚至排便失禁）。人们热情地讨论凯格尔运动的益处，有人认为它能"提升核心肌肉力量和稳定性、改善体态、调整脊柱"，最重要的是能"提升性快感"。值得注意的是，几十年后的今天，虽然 GripTok 挑战鼓励女性做和凯格尔运动相同的练习，然而这次不是为了医学益处，更多的是为了"赋权""健康"和所谓的"紧致"。

网络上鼓吹的盆底肌锻炼众多好处中，"提升性快感"这一点最为引人注目。这一点在许多所谓的"性科技（sextech）"中也有所体现，这些技术声称可以解决骨盆区域的有关问题。从能够监测性唤起期间盆腔收缩的生物反馈振动器，到凯格尔运动智能训练器（比如运动追踪器），再到能够防止深度插入的可穿戴避孕环，骨盆健康已然成为性健康的代名词。

凯格尔运动可以增强肌肉，使其更容易收缩，这可以提升女性的性快感，即促进性高潮时盆底肌的无意识收缩，因为凯格尔运动可以促进盆腔区域的血液流动，从而提高敏感性，尽管其中的原理还不甚清楚。凯格尔运动带来的控制感也会对女性心理产生积极影响，从而增强性快感。然而，无论出于什么原理，这些好处都与凯格尔运动智能训练器的产品描述中充斥着的"紧致"没有任何关系。这些产品描述中解释凯格尔运动"有益于性"的说法往往与女性的性快感无关，更多是在强调阴道紧致"美学"。然而，出于开放的精神，这样的信息再次传播开来，这一盆底肌事件的危险性直逼"Goop 公司香氛事件"，后者认为女性身体只有通过净化才能实现救赎。这呈现了这样一种女性健康观念——女性必须不惜一切代价保持"性感"。

所谓的"健康产业帝国"已然形成，它本应以赋权意识的提升为核心去赋予更多女性以权力,但显然,现在的健康产业已经误入歧途,不过对某些人来说,它仍然做到了赋权。就我个人而言,很多在医生问诊室中没有机会咨询的问题在这里都能找到"灵丹妙药"。但这种对求证与解决方案的需求已经被依靠需求来盈利的健康产业所利用,而这些健康产业并不去审视这些需求产生的根源,他们向我们兜售的往往是毫无科学依据的"解决方案",他们所针对的问题的根源则是那些歧视女性性别及其身体的世远年陈的观念。

如果我们想要像求助医学一样利用健康产业来满足需求,那么重要的是我们一定要继续审视那些与身体和自身价值有关的信息,不能允许这个商业化的行业转移医学本身应承担的压力,即:重要的是满足女性的健康需求,而不是增强性吸引力。

◎ 医学如何令人大失所望

小时候,我的一个表妹和我说,她的妈妈有一个"下沉的子宫",这就是孩子对子宫脱垂(uterine prolapse)的理解。表妹的话让我觉得那是一种可怕而又不稳定的生活状态,幼时的我对奇闻异志十分感兴趣,因此每次去姨妈家时总要偷偷往卧室里瞥一眼,为的是确认姨妈是否还躺着,有没有因一时糊涂自信地站起来,使内脏"露出来"。但我发现她总是躺在床上,她的长发与表妹的长发一样凌乱,散乱在枕边。她就像一个被遗弃的人。每次见到她我都在想,究竟要到什么时候才会有人来救她。

当我和我妈妈聊起这件发生在姨妈身上的离谱事时,妈妈说她也感到很沮丧，因为她的身体也不好。那是我第一次知道，在被医学忽视又遭受污名折磨的情况下，女性健康问题带来的苦痛是成倍放大的。

姨妈卧床的原因可能有很多：或许是因为身体上的疼痛使她难以动弹，或许是对可能的尿失禁感到尴尬，或许是对阴道中脱出的部分感到恐惧，又或许是因为她无法做自己想做的事情，比如工作、为人母、社交和性生活。但有一点是可以肯定的，她的病情给她的生活带来了极大的负面影响，不是做几组凯格尔运动或用一颗玉石蛋就能解决的。

即使远离令人眼花缭乱的互联网世界，用凯格尔运动、玉石蛋或芳香草药给出"健康"承诺的现象仍然无法避免。医生和女性仍旧寄希望于所谓的"盆底肌收缩"练习的帮助来治疗那些远比尿失禁更严重的疾病。在 2020 年出版的《凯格尔运动无法解决的那些事》（*Kegels Are Not Going to Fix This*）[3] 一书中提到，神经科学家乔治安·萨克（Georgeann Sack）博士患有子宫脱垂，但在寻求治疗时她却因此受阻——朋友和医生建议她做凯格尔运动。她在书中就此事提出了质疑。

许多女性在产后都会患上子宫脱垂，实际上，10%～15% 的阴道分娩产妇都可能出现子宫脱垂。女性盆腔内的器官（子宫、膀胱和直肠）通常由韧带和肌肉（也被称为盆底肌，pelvic floor）固定。在怀孕和分娩期间这些肌肉会承受压力，而这就可能导致压力性尿失禁（stress incontinence），即在咳嗽、打喷嚏或用力时漏尿或大小便失禁。这还可能导致盆腔器官脱垂，即盆腔器官从自然位置下降或脱出至阴道。

女性的子宫脱出至阴道，这便是子宫脱垂。对经历过分娩的女性来说，患有子宫脱垂是很常见的，因为在分娩过程中子宫的肌肉与侧壁的连接处会撕裂，削弱了其支撑子宫的能力。大多数女性甚至不知道自己有这个问题，直到随着年龄的增长肌肉进一步弱化，再也不能将器官固定在原来的位置上，她们才发现问题。子宫脱垂会带来许多不良反应，正如萨克在她的书里描述的那样："我无法正常大小便。我漏尿了。性行为让我疼痛。我感觉到有组织从体内排出。每天都感觉很不舒服。"由于医生持续忽视她的状况，萨克只能靠她的直觉了，直觉告诉她，她在分娩时受到了十分严重的损伤，远不止阴道撕裂（阴道撕裂已经在产后被缝合）。7年后，她才发现自己患有子宫脱垂。"我坏掉了，"她写道，"凯格尔运动修复不了我。"

> 我坏掉了。

这种情绪在有关女性子宫脱垂经历的研究中不断回荡。当女性浏览社交媒体以寻找能"修复"自己或让自己变得更好的最新动向时，这种"坏掉"的心情也在她们心中蔓延。

当然，这种认为女性的身体是有缺陷或不符合标准（即以男性身体为标准）的观念由来已久（因而女性本身也被这样看待）。这样的观念被潦草地写在埃及莎草纸上，被刻在中世纪的木刻版画上，甚至就连《圣经》也指出，子宫脱垂是妻子不忠的标志。[4] 这样的诊断导向了所谓"适当"的治疗方法：如上文所述，用草药熏蒸下腹部；将女性倒挂在梯子上摇晃；或用滚烫的拨火棍逗弄不守规矩的子宫,威胁它回到原位。[5]不知为何,在这些历史观念中人们总认为女性的生殖系统是有些肮脏的。至此,我们看到这种观念是如何与"女性是有缺陷的,且喜怒无常"的刻板印象联系在一起的,这些刻板印象不仅被用来描述女性身体,也被用来描述女性自身。就像我所说的那样,阴道蒸汽疗法并不是什么新鲜事。

今天,这种轻视女性的文化态度仍然存在——认为子宫脱垂是分娩或者身为女性的必然结果。这给了医生回避这种疾病的由头,而不予以严肃的医疗关注。在《华盛顿邮报》(Washington Post)的一篇文章中,密歇根大学的社会学教授卡梅尔·普莱斯(Carmel Price)像萨克一样,描述了医生对她的病情的轻视态度,这样的态度甚至在安排手术的过程中就表露无遗:"我的妇产科医生说,'哦,你的身体只是在生完孩子后发生了变化',还说'这就是人生……'"自此,38岁的普莱斯博士便将子宫脱垂作为她的社会学研究重点。她描述了医生是如何让此类手术看起来是可选的,而不是绝对必要的。她指出:"我父亲做过肩部手术,从他那里我从来没有听说过生活质量这个词,从来没有听说过'如果他愿意停止打高尔夫,那么他的肩膀就不会有问题了'这类话。"

对此我们持有双重标准,认为不危及生命的女性疾病只是轻微影响生活质量的问题,而男性面临类似的问题时则需要严肃的医疗干预。医学界这种对女性疾病的轻视意味着,女性往往会因为自己病情的恶化责怪自己,而不是指出医疗保障系统的不足。2019年的一项研究[6]采访了正在接受子宫脱垂治疗的英国女性,受访者们将自身病情归咎于一系列因素，包括较多的怀孕次数、缺乏日常锻炼、激素失调、持续咳嗽以及衰老。她们提出这些风险因素实际上是因为她们认为自己所选择的生活方式是有错的，也就是说，她们认为自己才是罪魁祸首。那些最能接受子宫脱垂的人认为，脱垂是衰老过程中不可避免且不可逆转的一部分。对于这些症状，她们似乎听天由命，因为她们认为没有什么办法可以减轻症状，她们把疾病的发生和恶化归咎到自己有问题的生活方式和衰败的身体上。

医疗上的忽视加上这种将责任归咎于女性自身而非医疗保障系统的做法，使得这些疾病在某种程度上隐形起来，而同类型的其他疾病，如肩部、膝盖或臀部的韧带撕裂却得到了重视。医疗忽视与疾病隐形往往体现在医生给女性的错误建议上。如果说子宫脱垂是一种十分受重视的疾病，那么医疗专家只建议患者坚持做凯格尔运动就会显得很奇怪。奇怪之处在于，他们本应知道凯格尔运动的有效性缺乏有力的研究支持。所谓的子宫脱垂"保守"治疗病例中，肌肉的力量只是减弱了，因此定期进行凯格尔运动有助于恢复肌肉功能，并能缓解尿失禁等副作用。此外，自凯格尔运动发明以来，关于坚持的问题一直存在，该运动需要大量的投入（每天3组，每组约20次），但与不进行该运动相比，进行该运动仅有约17%的微小改善。而且，对因肌肉撕裂导致盆底肌无力的病例而言，进行凯格尔运动无济于事，需要进行手术或采取其他替代措施才能解决问题，如放置子宫托（一种体内支撑装置）将子宫固定在原位。

然而不知为何，在医疗实践中具有吸引力的解决方案一直是建议患有子宫脱垂的女性回家做锻炼。美国密歇根大学妇科医学教授约翰·德兰西(John DeLancey)是使用磁共振(magnetic resonance imaging,MRI)扫描和生物力学(biomechanics)分析来诊断骨盆底损伤的先驱。当我问他为什么这种疾病没有得到恰当治疗时,他告诉我从其临床经验来看,问题并不在于缺乏临床治疗选择而在于缺乏沟通。

德兰西教授通过他的家庭研究告诉我:"人们常常找不到合适的语言来描述子宫脱垂。"子宫脱垂与尿失禁不同,尿失禁(incontinence)有专门的术语,还有可识别的症状。"对于子宫脱垂,我经常发现人们往往难以说出她们的困扰究竟是什么。"他回顾了其所在部门于21世纪初进行的一项调查,调查中,他们询问患有子宫脱垂或尿失禁的女性认为向谁透露自己的疾病最合适。调查结果显示,相关信息往往是在邻里、社区和家庭间口口相传,而不是通过书籍或专家传播,医生绝对不会是她们的第一个求助对象。这是一个力证,它说明了在缺乏医疗关注的情况下女性特殊健康问题的空白是如何通过非正式途径得到填补的。就像在健康产业中发生的事情那样,这样的口口相传可能为我们指向新的、创造性的方法来满足女性的需求,但也可能滋生错误的信息,减少本应由医疗系统承担的压力。

德兰西教授认为,患者与医生之间关于子宫脱垂的讨论存在障碍,这样的判断在已有调查中得到了证实。2019年英国的一项研究除了揭示患者讨论子宫脱垂症状的无力感,也表明医疗从业人员的自身偏好往往会影响治疗。一些对怀疑物理治疗手段有效性的医生而言,比起替代干预措施(如放置子宫托)他们更青睬手术，虽然他们会给出女性可以尝试物理治疗的建议，但会说最终仍需要手术。另一些医生则推崇物理治疗，因为当时物理治疗正在成为一种更受欢迎的治疗方案。许多女性报告说她们几乎没有选择与决定治疗方法的权利，最终的决策往往与她们的偏好和需求不一致。

像这样针对女性子宫脱垂治疗经历展开的相关研究很少，但足以证明德兰西教授所指出的沟通问题。例如，这些研究表明，尽管患者对自身症状的沉默可能是个问题，但更重要的是医生在对话中占据了主导地位。

这就是问题所在，妇科医生处于孤岛之中，也就是说，医疗行业从业者无法超越常规实践的局限来思考。外科医生总是在论文中为其选择进行的手术辩护，声称这样的选择在科学上是更可取的，然而，他们的选择不仅由其所在领域的文化决定，还受到其所在医院的特定文化的影响。当医生在努力实践对他们而言只是科学的、中立的"循证医学"时，他们无法根据病人的需求来调整治疗方法。

因此我们可以看到，一个自认为在相关问题上极具权威的医生是如何不让患者表达自身偏好的。或许医生已经把自己与患者隔绝开来，因此他们没能创造出一个能让女性舒适地讨论病情的环境。女性实际上已经找到了谈论盆底疾病（pelvic floor problems）的话语，也找到了方法，那就是与朋友和家人交流，她们只是觉得在问诊室里是不能这样做的。也许问题不在于患者不发声，而在于医学界没有倾听，在于医学界没有找到让患者参与有意义对话的方法。

第三章 "赋权"与女性的新刑具

如果妇科医生注意到子宫脱垂患者的沉默，那么在该学科领域拥有专业知识的医疗专业人员必然要承担起促进讨论的责任。医学界要对女性的特定需求做出响应并开辟新的医学领域，这将是女性健康问题的转折点。否则，女性就会向替代方法"敞开心扉"，而替代疗法中如阴道蒸汽疗法这样有害的做法与有益的替代疗法并存。这些有害的替代方法往往与商业化密切相关，代价是加剧并使女性进一步内化针对女性及其身体的性别歧视观念。医学界必须学会倾听。

但事情并非如此简单。辛妮德·杜富尔（Sinéad Dufour）博士是盆腔健康领域的资深物理治疗师，也是加拿大麦克马斯特大学健康科学学院助理临床教授。在她看来，如果想促进沟通，医学界还必须学会如何正确地提问。杜富尔博士还在盆腔健康促进公司（Pelvic Health Solutions）担任助理讲师，这是一家于2010年在加拿大安大略省（Ontario）成立的循证教学公司，旨在为医疗专业人员提供盆腔健康知识及恢复盆腔健康的物理治疗手段的教育。杜富尔博士和她的同事们还走访了多家医院，主要就"帮助患者识别症状所需提的问题"为医疗专业人员提供建议，以便受训的医疗专业人员所询问的问题能有效识别患者症状。此外，通过一份简单明了的调查表，患者也可以了解并自我评估子宫脱垂或尿失禁相关的风险因素。问卷中包含的题目如询问是否有尿频或漏尿等症状，腹部或生殖器是否疼痛及疼痛程度（该问卷以滑动条表示程度）。这种方法就避免了女性不愿报告某些症状或者倾向于将症状描述得比较轻而导致无法明确诊断的问题。杜富尔博士说，这种调查表的形式可以很轻松地整合进女性常规的定期宫颈癌筛查中。调查表与标准的骨盆底评估结合在一起，可以在很大程度上为干扰女性日常生活的疾病提供非常简单明了的解决方法，还能在许多情况下预防疾病的进一步恶化。

和许多其他妇科问题一样，盆腔健康问题很常见，其在女性生命中发生的时间节点甚至可以预测。同样与其他妇科疾病相似的是，行之有效的盆腔健康问题解决方案之一颇为简单（诚然，有点"不性感"），即在整个过程中增加一些护理人员。如果不把诸如这种在适当时机进行问询的简单措施纳入常规护理中，那几乎无法原谅，因为这些措施一旦得到执行就能发挥很大作用。

◎ 盆腔健康新前景

许多盆腔健康理疗师正在带头发起讨论，鼓励遇到盆腔健康问题的女性寻求帮助。许多理疗师转向社交媒体平台，特别是Instagram，并利用社交媒体向女性普及：女性尿失禁等疾病是很常见的，但却并非正常现象，且这些疾病有着简单的解决方法。社交媒体与其他任何形式的媒体一样，可以提供有效信息，也可以误导他人。不过，社交媒体上不全是误人子弟的GripTok挑战，还有一些提供丰富资讯的账号，比如"embodywellnesspt""drsarahduvall""krystyna_holland"和"dr.sinead"（这个账号是杜富尔博士本人的账号）。借助社交媒体，理疗师得以为女性提供如何缓解疼痛和其他症状的资讯。正如杜富尔博士所说的，这是"从山顶上呼喊"，在盆底肌评估成为初级医疗保健体系的常规组成部分之前以社交媒体的方式提供基础知识。我时常在想，像这样的对话和调查能帮助我姨妈多少。如果当时她能得到恰当的询问，被细心地倾听，说不定就能避免这经年累月的身心痛苦。

当前相关的社交媒体账号主要关注患有盆腔疾病的孕妇与产后女性，还没有针对老年女性的类似推广宣传信息。萨克博士认为，评估盆腔健康的方案不仅要融入日常医疗保健之中，还需要普及到老年女性群体中。鉴于65岁以上的女性出现盆腔健康问题的风险最高，这些女性尤其需要接受盆腔健康检查。也就是说，女性绝经后，至少需要每隔几年检查一次。每家养老院都应该通过问卷调查开展盆底疾病评估调查，如有需要则应请泌尿妇科医生或理疗师介入。

"膀胱或肠道失去控制，或者突然有一个异物从你的阴道里脱出，这的确是一件可怕的事情，"萨克博士如此评价道，"尤其是很多老年女性不好意思和医生谈论这些问题。"而确保这些讨论能够展开是医生的职责。"如果医生没有列出这些症状，女性可能也不会想到要提它们。"正确地提问并倾听答案才能发展出以患者为中心的沟通方式。

事实证明，倾听女性的声音正是医学界所忽略的，例如，女性参与者对子宫脱垂治疗的改进建议正强调了"正确提问"这一点。在2019年英国的一项研究中，女性参与者强调了在症状出现前就进行预防教育的重要性。例如，她们建议产后检查应该强调盆底肌运动的重要性，并呼吁设立便民诊所以提供讨论症状、尽早发现问题的契机。为了实现及时的诊断和干预，这些女性还呼吁提升全科医生对相关问题的意识，通过开展培训使他们能够更早识别子宫脱垂症状并提供可用的治疗方案。她们认为全科医生需要更积极主动。这项研究中患者的评价与该领域最具前瞻性的研究人员的评估相一致，这表明患者身上潜藏着丰富的知识，应当被珍视，以推动该领域向新方向发展。

一旦医生开始与患者讨论，他们就可能会发现最合适患者的治疗方案并不一定是他们认为的尖端科学，这也再一次表明，最好的科学可能并不"性感"。例如，手术虽然在大多数情况下都有效[7]，但并非全无风险。对一些女性来说，像子宫托这样的非手术干预疗法可能是更好的选择，尽管子宫托可能引起分泌物，且必须在性行为前取出，但它却没有真正的风险。放置子宫托后女性仍能自由活动，还能做重活，这是手术后的患者所无法做到的。在了解相关信息的基础上，女性可以根据自己的需要和生活方式进行权衡和选择。

英国的一项研究调查了患病女性的治疗情况，该研究显示基于物理疗法的干预措施对女性重新掌控自己的疾病和生活非常有帮助。然而患者、全科医生和咨询医生都没有充分地将这种选择纳入治疗中，这也许是因为在肌肉撕裂的情况下，物理治疗技术并不能治愈疾病。但事实证明物理治疗对女性是有帮助的，它以一种技术性的方式赋予女性一种控制感，让女性能够控制疾病症状。比如，受访女性谈到在物理治疗技术的帮助下，她们能够做到以往由于尿失禁而无法做到的事情，如在外出散步时能够打喷嚏或咳嗽，甚至能走得更远而不必担心上厕所的问题。这样基于女性经验的研究提醒医生，患者的主体感或许与身体的改善一样重要。至少，增强了主体感，就提高了对症状和生活质量的控制水平，就能够防止女性在绝望中（绝望到会抓住任何一个可以抓住的救命稻草）陷入健康产业的消费陷阱中，选择那些有害身心的治疗方法。

如果凯格尔运动对子宫脱垂有一定好处，那么就应该将凯格尔运动纳入女性的生活中，以最大限度提升女性的主体感和控制力。在此，我再一次强调，医生需要倾听，并根据女性的明确需求制订治疗方法，而不应将某些方案强加给她们。在这样的背景下，GripTok挑战的流行就可能是有帮助的，它可以帮助女孩尽早认识盆底肌，让她们在将来面临相关问题时能够识别症状、表达症状。

贾妮斯·米勒（Janis Miller）是美国密歇根大学妇科学教授和骨盆底研究人员，她提出应当教会女孩在咳嗽、打喷嚏以及如厕后积极运用盆底肌。"如果能让女孩和青少年……意识到这块肌肉并开始使用它，而不是把它视作隐秘之物并隐藏起来，那么就不需要每天都留出时间来做凯格尔运动了。"

萨克博士也有一个提议——"现代版凯格尔运动"，它将传统的凯格尔运动与呼吸训练结合起来，使人们能够在横膈的支持下收缩盆底肌。萨克博士表示她更喜欢这个版本，因为它能够与日常运动习惯结合，特别是与瑜伽和普拉提配合，这样就更容易将凯格尔运动融入日常生活中，而无须每天留出时间单独进行。

通常，呼吸与凯格尔运动之间的联系似乎是被忽视的。但实际上，骨盆底与呼吸这一生命中持续不断的运动之间确实存在关联。这再一次展现了孤立思维的问题,即未能倾听和回应女性生命历程中不同阶段的需求。

发明这项技术的早期女性先驱同样被忽视了,然而正是她阐明了盆底肌与呼吸之间的关系。1936年,曾是舞者的理疗师玛格丽特·莫里斯(Margaret Morris)在一篇论文中提出了以阿诺德·凯格尔的名字命名的盆底肌运动,这使这种运动首次进入现代医学领域。莫里斯发现在以呼吸训练改进这项技术后,她的舞者们的健康状况和体态都得到了改善。早在1930年,她与人合著了英国圣托马斯医院(St Thomas' Hospital)的一篇论文《产妇和术后运动》(*Maternity and Post-Operative Exercises*),这篇论文解释了呼吸和姿势在产前、产中和产后的重要性。而在她1936年的论文中,莫里斯提出了将收缩和放松盆底肌的训练作为大小便失禁的预防性治疗方法,从而将盆底肌运动引入了英国的物理治疗行业,而此时,凯格尔运动在美国尚未普及。

恢复莫里斯的"知识遗产"提醒了我们跨学科合作的重要性,但更重要的启示是,它表明医学领域的女性从业者更能和女性的生活经验产生共鸣。现代版凯格尔运动满足了现代女性的需求,让她们可以对仅仅依靠激励性质的会阴收缩力计或任何数字化产品的练习方式说不,且这种现代版凯格尔运动更具可持续性。重要的是,现代版凯格尔运动不再要求女性躲在家里为了身体健康在沉默中浪费时间锻炼,也无须再隐藏和内化她们的挣扎。现代版凯格尔运动使盆底肌的锻炼不再被污名化,而是可以融入现代女性积极的生活方式当中。

骨盆底疾病领域也有值得乐观的进步。随着科学的发展，外科医生越来越能确定子宫脱垂的根本原因，很快就能实施更为直接有效的手术。同样令人感到充满希望的是，这个领域正在不断发展。美国国立卫生研究院自1999年起开放了专门针对骨盆底疾病研究的资金申请渠道，因此在过去的20年里，骨盆底疾病相关论文的发表数量稳步增长。截至2011年，女性盆腔医学与重建外科（Female Pelvic Medicine and Reconstructive Surgery）已经成为获得认证的亚专科，设有奖学金、资格考试和专业资质认证，并于2015年进行了第一场专业认证面试。这意味着有越来越多的医生接受数年的额外培训并专门从事骨盆底疾病诊断和治疗。

而最鼓舞人心的是，人们正在呼吁制定协议以保证有关女性骨盆底健康的讨论可以持续下去，从而保证预防性护理的实施。在这方面，英国皇家妇产科学院提出了重要的建议，力求为女性争取更好且更具综合性的医疗保健。在其2019年的报告中，RCOG呼吁在产前和产后检查中强调盆底肌训练与骨盆底健康的重要性。该报告还写明，要在持续接受医疗服务的过程中强调盆底肌训练与骨盆底健康等相关信息，例如，在英国国家医疗服务体系（NHS）的健康检查或宫颈癌筛查中，无论接受检查的女性是否怀孕或生育，医生都应强调以上信息。该报告还强调，医生需要为接受检查的女性提供生活方式方面的建议，而NHS的所有互动性服务都应该鼓励女性选择健康的生活方式，如控制体重、避免提重物以及不要吸烟等——这将降低女性患上子宫脱垂的风险，或能防止已患轻度子宫脱垂的女性的病情恶化。上述措施都是为了促进女性和医护人员之间保持持续不断的对话。

想到这一进展,姨妈的身影又浮现在我的脑海中,她那枕头上散乱打结的头发时刻提醒着我她悲惨处境的真正原因。这悲剧的根源是对女性医疗问题的普遍忽视,而悲剧的解决方法本身并不一定复杂。本有可以帮助到她的工具,他们当时需要做的仅仅只是沟通。如果姨妈在生下表妹后进行更多的定期检查,得到更多的建议,或许她的疾病本可以预防;如果那时有人能告诉她重视自己的身体和生活质量……但是当时她并没有意识到自己身体的重要性,所以,她只能躺在床上,而她的丈夫在楼下玩电子游戏,我的表妹则负责收拾家务。我的姨妈曾认为自己是不值得接受帮助的,而这种自我牺牲的观念也传递给了下一代——我的表妹。她一直被期望要乖顺地料理家务,而不是像我一样能足够幸运地玩耍、学习和探索。

多年后,我们家搬走了,与姨妈一家失去了联系。直到有一天,我和妈妈偶遇了姨妈与表妹——现在,姨妈靠自己的双腿站得笔直。她告诉我们,她离开了丈夫,做了手术,搬了家,把表妹送进一家学业更具挑战性的学校。她向我们分享:"我女儿是班上的佼佼者。"表妹也很开心,可以看出她很自信,我很放心——她永远知道她值得得到帮助,因为她的妈妈已经做到了,还改变了她们的生活。这就是骨盆底健康的意义所在,无关市场化的"性感"标准,而在于赋予女性能力,让她们在社会中茁壮成长。这一切,是为了未来几代人的健康和生活。

◎ 反思身体

有一次,我的前男友问我(我认为他是真诚发问的),为什么我要花这么多时间去琢磨这不起眼的身体,特别是自己的身体。他认为对他来说,身体只是一个"吃饭与性交的机器"。这话说得很不含蓄,甚至可以说是缺乏同理心的,但我认为他不是故意为之。某种程度上他的话确切地指出了问题所在:女性确实花了很多时间来思考自己的身体。但这并不是我们的错,只是因为我们生存在这样一个永远要面对自己身体局限性的文化之中,而这样的文化同时也在不停地告诉我们这样的道理——是身体定义了女性,只有作为性的客体和生育机器,女性才有价值。

作为女性,我们花尽时间去疑虑自己身体上那些未被诊断与未得到治疗的问题,我们羞于去寻求治疗身体所需要的帮助,我们担心自己身体有缺陷、已经出现故障,因此试图去了解自己身体的外在和本质。健康产业在颂扬女性气质的幌子之下向我们投射这种"身体有缺陷"的观念,这样的伎俩并不陌生,也许这就是我们被健康产业吸引的原因。又或许我们满足于这种对自身女性气质的微小"承认",毕竟,我们已经习惯了孤立无援的黑暗。

20多岁的时候,当我在互联网上发现有关女性身体的公开讨论时,当我发现市面上有许多产品声称可以帮助我了解自己的身体时,我曾经非常兴奋,然后我也许,我甚至,我终于不再思考自己的身体了。然而,事实却是,当女性试图对自己的身体提出自主诉求时,便会悲剧性地遭受更多的性别歧视、更加有害的谬见——比起健康,这些谬见更在乎某些特定性感特质和女性气质。医学界要对女性妇科问题负责，因为与Goop这样的公司不同，医学拥有所需的资源，具备研究的工具，还有充满好奇心的科学家与有助人之心的护理人员，医学界所需要做的只是用新的方式使用资源以解决新的问题。妇科医学领域的现状使得女性只能疯狂刷新网络页面，只为买一个售罄的、价值约66美元的玉石蛋来解决自己的问题。一旦医学界迈出这一步，重新审视那些它自以为知道的事实，它就会发现坏的女性主义（即旨在掩盖父权制事实的女性主义）会导致不合格的伪科学干预与懒散的医疗实践，而好的女性主义则会导向好的科学。

好的科学意味着它不会有任何"沉默"造成的空隙，让健康公司无机可乘。所以，我们要填补妇科医学和产科学的空白，防止玉石蛋越俎代庖，我们要利用有效信息突破重围，治愈女性，避免伤害。

第四章

重新审视性学

在我第一次尝试性爱时，我邀请了男友来，他带了避孕套（我们都知道，在真正想要孩子之前，这事都是他的责任），我们在床上摆好了姿势。我们知道该怎么做，我躺在下面，他爬上来，就像探索频道里的动物一样，他热情地推进，而我则尽量不露出痛苦的表情，他高潮了，然后我就知道一切都结束了。这就是性爱的法则。

成年后，我轻易地接受了顺从者的角色，事实是，并没有人特意说我就已经知道自己应当扮演顺从者的角色，这与医生诊室里的女性有着不可思议的相似之处——只知道服从，保持安静，相信权威。这种相似并非巧合。我们已经看到，在与女性健康相关的科学和医学中，"性感"这一标准是如何被调动起来支持以男性为中心的研究路径，并限制女性所能获得的生殖健康护理的。

◎ 医学凝视身体：权力关系

"性"是一个富有力量的词，让人眼花缭乱，又让人不明所以。在这种背景下，性感并不意味着亲密关系，但又确实描述了一种关系——这就是我们从小就尊崇的两性关系模式。在这种关系中，男人是入侵者、持有权力的裁决者，女人是顺从者、被动的接受者，甚至有时被视作容器。这种关系模式根深蒂固地存在于科学中，就像我们进行性行为时存在于我们潜意识中的两性关系模式一样。在一个女性不断被告知要服从的父权制社会中充斥着这样的两性关系，那这种关系模式也存在于性科学本身则亦不足为奇。

科学家或临床医生与患者的关系、这种关系的历史以及我对这种关系的感受让我想起荷兰文化遗产中一幅特别的画，这幅画常出现在我心中。它便是伦勃朗·凡·莱因（Rembrandt van Rijn）的《尼古拉斯·杜尔普医生的解剖课》（The Anatomy Lesson of Dr. Nicolaes Tulp），这幅画作于1632年，描绘了一群留着胡子、身着黑衣的阿姆斯特丹外科医生环绕在一具被解剖的裸露尸体周围俯视并观察"它"的情景。那具脆弱的尸体暴露在这些厚颜无耻、好奇且肆无忌惮的暴徒面前。我曾在荷兰海牙（Hague）的莫瑞泰斯皇家美术馆（Mauritshuis）长时间盯着这幅画看。后来，我在作家兼学者的塞巴尔德（W. G. Sebald）所著的《土星之环》（The Rings of Saturn）一书中再次发现了这幅画，他解释了这幅画为何引起我的共鸣。塞巴尔德写道，这幅画的一个主要特点是被解剖的尸体没有被赋予人应有的身份。[1]这具尸体是"阿德里安·阿德里安松（Adriaan Adriaanszoon），化名阿里斯·金特（Aris Kindt），他是该市的一个小贼，约一小时前因轻微犯罪被绞死"[2]，但这些都不重要了。一旦尸体被放在解剖台上，这个人是谁已经不再重要了。当那些来自上流社

第四章 重新审视性学

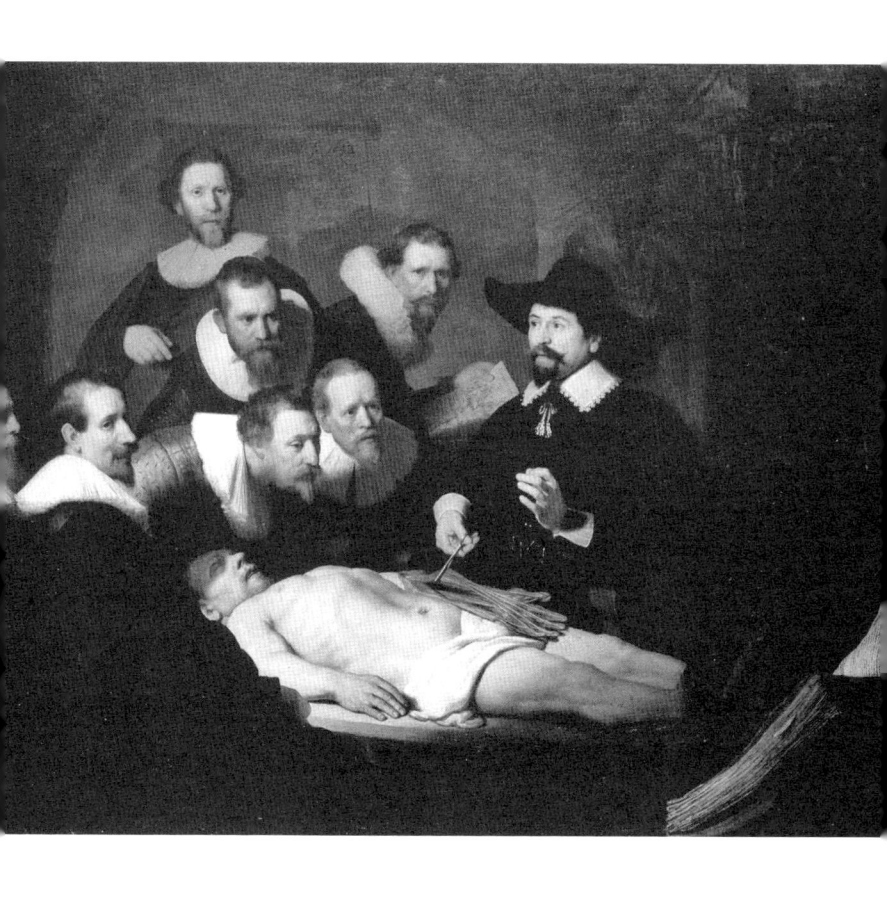

《杜普教授的解剖学课》，伦勃朗·凡·莱因绘于1632年。在这幅画中，一群阿姆斯特丹外科医生正在观察老师解剖一具裸露的尸体。这具尸体是小贼阿德里安·阿德里安松，他因轻微犯罪而被绞死[3]

会、受过教育的男人的身影笼罩着他，一丝不苟地研究着他身体的每一个细节时，映衬在这一高度科学化的背景之下，他的身份显得无关紧要。我想，启蒙运动中的这幅科学图画之所以让我深感不安，正是因为它生动地展现了我所直觉感受到的权力关系。这幅画让我不寒而栗，因为它让我回忆起被医疗专业人员操控的无力感，让我感觉似曾相识。我认识到医疗程序也是一种仪式，强化了"谁的身体应受重视"的社会假设。这一切都发生在一个打着科学中立的幌子将个体变为匿名肉体的系统之中。手术室不是唯一会上演这一幕的场所，诊室或是实验室有时也会发生同样的事情。在这种权力动态下，接受检查的身体服从于专家的"全知"视野，这就是医疗系统的基础。可以说，医学这门科学强调的是知识的权威性而非探索创新性，任何对医学绝对权威的质疑都会揭示支撑医学知识体系的是压制的力量。这是一门屈服于粗野的科学，它渴望凝视虚弱的肉体，科学家声称他们比这肉体的主人更了解这具身体。

今天，科学家或医生的全知形象与患者相对无知的模式仍存在，这是一种在日常生活中孕育而生的权力动态关系——专家对比外行，这也是我们在卧房中非常容易陷入的一种动态关系。在这种两性关系中，掌权者往往是男性，负责全权入侵，男性权力、男性欲望和男性快感得以巩固。也许，男性欲望在我们社会中占据的核心地位解释了为什么在科学与性坦率相遇的领域——性学（sexology）领域中科学家一直难以应对那些挑战现状的研究（即男性权力那样强大且遮天蔽日的现状）。因为这些研究威胁着男性对快感的最高统治，并表明：女性会达到高潮，有性幻想，还会像男性一样了解自己的欲望，甚至像男性一样射精。

在性学中，科学的入侵式凝视与插入式的性行为合谋，限制了研究的视野，目的是巩固现有的权力结构。毕竟，"女性在性行为中具有积极主动的作用"这样的研究发现将威胁阴茎的崇高地位，这样的发现具有巨大的文化影响力，极具有颠覆性，不仅挑战了男性霸权，还提供了对快感的新见解，促成了对性健康的更科学的理解；同时对整个医学界而言，这样的发现有助于消解医学中传教士体位的地位，促使人们重新看待女性并推动人们重新了解女性身体。

◎ 女性射精——揭开神话的面纱

如果说男性的主导地位是现状，"男性给女性授精"是人们理解性、科学以及我们在其中的角色的主要方式，那么对女性而言，女性射精现象是反驳这种理解方式的最佳科学证据。自该领域研究兴起之初，能够射精的女性身体形象就以其在概念上的极强颠覆性力量向性学专家提出了挑战。在他们还在发展性学的学科框架之时，这种力量就已经一次性推翻了他们对男性和女性身体的一切认识。面对这些挑战他们性别假设的发现，科学家们的反应非常"经典"：我们反复看到这些科学家无视女性的信誉及对身体的主体感，反驳和否认这些发现。但我要明确一点：女性射精是真实的，并且已经被报道和记录，甚至被拍成了电影。

性学领域的研究出现在20世纪60年代，当时人们展开了一系列打破人类性禁忌的研究。美国妇产科医生威廉·马斯特斯（William Masters）和他的研究助手（也是他后来的研究合作者）弗吉尼亚娅·约翰逊（Virginia Johnson）一同被誉为该领域的先驱。"性学的先驱"，这是相当有名的。他们对人类性反应、性功能紊乱和性功能障碍（sexual dysfunction）的诊断与治疗的相关研究消除了许多长期以来关于女性缺乏性欲的误解。他们的发现，特别是他们关于女性性唤起（sexual arousal）性质的发现（例如，相关研究描述了阴道润滑的机制，并推翻了早期普遍接受的润滑液源于子宫颈的观点）和关于性高潮（orgasm）的研究（证明有些女性能够获得多重性高潮），为像研究男性射精一样去研究女性性高潮开辟了道路。然而，这对研究伙伴虽然在性解放运动的讨论中时常被提及，且与杰曼·格里尔（Germaine Greer）这样的女性主义领军人物一样被视为性解放运动的真正推动者，但他们的研究实际上反映的仍然是（通常是以暗示的形式）司空见惯的、传统的、男性主导的假设与观念。也正因如此，他们错失了解女性性反应的机会且未能理解女性射精现象（这一点至今仍未得到充分认识），而这不仅揭示了他们思想解放的局限性，也为未来几十年该专业领域的研究定下了基调。

正如我们看到的那样，在妇科医学与产科学中，对女性的性的狭隘理解不仅抹杀了子宫脱垂等健康问题的存在，更阻碍了展开妇科医学相关研究时采用科学且更全面的研究方法。性学领域亦是如此，人们所持有的关于女性如何进行性行为以及她们准备如何进行性行为的观念也蒙蔽了科学家的双眼。因此他们不相信女性身体中显露的事实，也不相信女性话语中显露的有关身体的事实，他们透过满是意识形态的镜头去观察女性身体，因此忽略并抹去了任何能够扩大他们视野范围的证据。

今天，性学是一个不断扩大和发展的专业领域，进行相关研究的研究者越来越多，研究方法也越来越多样。但是与其他医学领域一样，性学仍然建立在围绕狭隘研究问题而形成的科学方法之上。受性少数群体（LGBTQIA+）运动的影响，性研究的模式以及文化思维模式发生了一定改变，妇科医学和产科学的学者和从业人员也开始挑战仍在该领域占主导地位的疾病预防模式。虽然像马斯特斯和约翰逊那样的行为研究是需要的，并且有助于预防社会问题或治疗疾病，但有人认为这种预防方法意味着性学研究以及其研究问题通常是以改变行为为目的的；同时，由于普遍存在由文化决定的性别偏见，这种预防方法将性的观念构建于消极或棘手的情景下。于是越来越多的人呼吁研究社会运动、社区结构、个人身份和性行为之间的复杂关系，以及影响性生活的生物互动与社会互动。

性研究应该把对生物因素（如激素影响和遗传）的研究置于反映人类性行为复杂性的社会和文化背景之中。就女性的性行为而言，研究问题可能包括对生物因素（如激素）和心理因素（如权力动态或性协商互动中的张力）的相互作用的调查，还可以就怀孕带来的压力或者感觉对女性性行为的潜在影响开展调查。性学研究在打破障碍与禁忌方面做出了贡献，但与其他医学领域一样，它作为父权文化的一部分，强化了现存的通常是性别歧视的误解。

在早期，性学被认为具有社会进步性，其中的许多研究甚至被女性主义运动所接纳，但指导性学研究的社会假设仍然存在偏差。1966年，在马斯特斯和约翰逊早期的实验室研究中，他们本来想要调查男性和女性对有效性刺激的反应。然而，当其中一些女性受试者报告说她们在高潮时有射出液体的感觉时，这对研究伙伴并没有重视这样的报告，他们的理由是——男性研究人员对女性受试者的报告产生了误解。

> 在高潮主观体验的第一阶段中，许多女性描述了一种从阴蒂延伸至骨盆的强烈感觉，这种感觉同时伴随着压迫感或液体喷出感。这通常被形容为一种"彻底打开"的感觉。只有经产女性才报告说有最后这种"打开"的感觉，其中小部分人表示确实有液体排出，或提出会以某种具体方式释放液体。以往男性对这些主观报告的解释可能导致了错误但广泛流传的观念——女性射精是女性性高潮表达的一个组成部分。[4]

现在读这段话会感到十分讽刺，这些研究人员所坚持的概念框架强化了他们自身对"男性主导的性规范"的认同，这导致他们摒弃了女性所报告的经历中的真相，还让他们将女性自身经验视为受男性视角过度影响的结果，因此他们反而认为女性深受男性性规范的影响。也许正如这些研究人员所述，女性射精并不是每个女性都会有的性体验，但这意味着这是一个值得深究的科学问题。

如果马斯特斯和约翰逊在其研究中融入了历史研究的方法来补充他们的研究，他们就可能会发现，历史上有关女性射精的报告屡见不鲜，事实上几个世纪以来不同的社会都有相关的记录。2010年，泌尿科医生乔安娜·科达（Joanna Korda）博士及其同事在他们发表的文章中展示了古代东西方文献都有将性行为中的阴道润滑液与更为罕见的女性射精的液体（而不是阴道分泌的某种液体）区分开的记录。例如，在古印度，公元200年至400年的《印度爱经》（Kama Sutra）就提到了"持续流出"的"女性精液"。而在西方，甚至连亚里士多德（Aristotle）也曾提及女性在性交过程中的分泌物，他指出这种女性分泌物"远远超过"男性排出的精液量；17世纪，荷兰解剖学家雷尼尔·德赫拉夫（Regnier de Graaf）再次描述了这种液体，并将其与阴道内部的性感带相联系，认为这一区域与男性的前列腺类似。

马斯特斯和约翰逊不是找不到支持女性射精报告的证据，而是根本没有去找。这揭示了其选择的方法论带来的影响——他们重视那些能明确观察到的、直接的、所谓的"科学的"证据，而舍弃那些自认为是不真实的、"非科学的"、女性自身提供的有关自己身体的证据。这种选择影响了性学领域，也影响了对女性射精的研究，还影响了研究人员对女性自我报告的反应。这种认识论层面上的特定偏好背后的假设是：性行为是围绕男性体验而展开的，并表现为男性快感。这再次证实了父权制对科学的影响（而这种影响在艺术、文学和科学研究中反复出现）——以"客观"的科学方法，在科学领域重申父权制的权力结构，抹去了真正的科学指导原则的存在，选择基于"谁的视角更重要"的假设开展研究,让科学家高于病人,男人高于女人。

马斯特斯和约翰逊拒绝承认女性射精,这表明了科学界拒绝以女性自身的视角来研究女性身体,同时普遍地否定女性所报告的亲身经历,而是仍保持原有的"科学"观点。在性学中,女性视角被认为是不科学的,她们的话就像她们的生理反应一样,如果无法用来证明男性主导的刻板印象,就会被视为异常现象而被舍弃。

性学的研究方法是专门用来测量"欲望"的,但欲望又被假定为男性特有的。观察人们在用这样的研究工具研究女性时是如何失败的,这很有趣。

2004年,在加拿大安大略省的梅雷迪斯·奇弗斯(Meredith Chivers)和他的同事进行的一项研究中[5],研究人员通过一种名为"体积描记仪(plethysmograph)"的测量设备测量了男性和女性的生理唤起,结果发现男性和女性之间存在着难以解释的差异。在测试观看各类视频片段的过程中,他们只在男性自我报告有性兴奋时测量其生殖器唤醒情况,却全程测量了女性的生殖器兴奋情况。生理测量结果显示,与男性相比,女性几乎没有表现出研究人员所称的"范畴特异性(category specificity)"。对我来说,该研究有趣的并不是男女之间的差异,而是所收集的女性的不同数据结果之间的不一致:除了生理数据之外,研究人员还收集了主观的唤醒报告,但主观与客观数据之间有很大不一致。将这两种数据结果对比来看,虽然女性看所有的视频时都有生理唤起,但她们通常会报告说自己并未感到性兴奋。生殖器唤醒和主观性兴奋感受之间存在不一致,研究人员因而得出结论:这些女人是心口不一的。

在该实验的报告中,这个"不一致性"便是研究的结论。但我同意作家兼学者凯瑟琳·安吉尔(Katherine Angel)的观点,她在《明天性将再次美好》(*Tomorrow Sex Will Be Good Again*)[6]一书中对女性欲望进行了细致的探索。她认为,可以且应当对这种所谓的"不一致性"进一步调查,以便深入了解女性的反应。也许这种差异指向的并不是女性经历中的某种不一致,而是表明用于测量的科学工具存在局限性。这些发现可能提示研究人员应当调查女性唤起或不唤起的原因,恳请研究人员超越简单的生理指标开发更先进的女性欲望测量方法;但事实却相反,他们只给出了不一致的结论,这结论暗示着这样一种解决方案:需要用这样或那样的方法,将对女性的关注从其全部体验缩小到某种范围,以契合现有的指标。体积描记仪必定是正确的。正如安吉尔所说,它是一个测谎仪、一个"穿透式探测器",可以用它来"了解女性性行为的真相"。生理测量的结果"揭穿"了女性叙述背后的真相,这真相与女性叙述的偏离只能指出女性言行的不一致,却不能表明(以男性作为生理标准的)欲望测量工具和女性身体的不兼容。

性学历史向来忽视女性叙述,不过近年来在对女性射精的研究中女性话语已经开始受到重视,开始被纳入部分现有研究的考量之中,以寻求对女性射精的生理的科学的研究解释。这似乎并不令人惊讶。艾米·吉利兰(Amy Gilliland)博士于2009年基于女性自己的叙述展开的研究[7]是迄今为止关于女性射精最有用且被广泛引用的研究之一,然而,自她之后就再没有人对女性射精的主观体验进行过类似的研究。2011年,吉利兰博士在《科学美国人》(Scientific American) 杂志的一篇文章[8]中哀叹道："20多年来，这个领域居然没有任何新研究，女性射精排出的液体是什么、在哪里被制成，这些问题仍然没有能让大多数性学家满意的答案。"

2021年，我通过Zoom软件与吉利兰博士进行了交谈。她坐在一间拥挤的书房里，她有一头耀眼的红发。吉利兰博士似乎很兴奋能重新审视这个尘封已久、归入档案的课题。她告诉我，该领域当下的研究障碍仍与她2004年开始做研究并试图发表研究结果时一样，当时她的论文被《性研究》(Sex Research) 杂志拒之门外，因为一名泌尿科医生审查了她的论文，认为女性射精排出的液体从何而来仍不得而知，所以这篇论文在科学上是不成立的。吉利兰博士当时试图解释，这项研究不是为了确定女性射精的生理基础，而是为了描述和理解女性的体验，但无济于事。使用既有的科学研究方法并聚焦于可测量的生物学现象确实是更容易的，但这种所谓"科学"的方法论只能记录那些可量化的生理反应，因此也只能试图解释真相可能是什么，而话语中的真相，尤其是那些与已有知识有分歧的真相却从不被记录下来。

科学方法是在男性经验和男性权威的主导下发展起来的。这种男性主导的科学以可测量到的生理反应来断言真理是什么，最终仍反映了男性性体验为主导的真相，牺牲了不可量化的、"非科学"且不重要的女性叙述。科学家开发的用以测量结果的工具反映了知识和权力中隐含的等级制度。如果我们能开发出不同的测量指标会怎么样呢？我们是否能找到可以用来探索性的新维度的调查工具？如果我们再一次以女性话语作为引领，会有怎么样的新进展与发现？性科学将会变成什么样？性又会变成什么样？

吉利兰博士最终能够发表论文是乘了美国社会"奥普拉化（Oprahfication）"的东风，她用"奥普拉化"这个词来描述非裔美籍电台主持人奥普拉·温弗里（Oprah Winfrey）自1986年至2011年的日间联合脱口秀的影响力，该脱口秀至今仍是美国历史上收视率最高的脱口秀之一。吉利兰博士评价道，该脱口秀在很大程度上使女性谈论"与他人的不正常关系"正常化了很多，让女性在谈论她们的私生活时感到更加开放。这股东风也逐渐影响了科学刊物的管理者，使他们开始接受那些认真对待主观经验的研究。吉利兰博士为了发表论文所做的努力只是其中一个例子，表明文化事件如何塑造着我们在科学内部的对话以及关于科学自身的对话，表明这个仍然由男性主导的文化创造了允许女性谈论她们身体的条件、允许她们的声音被倾听的条件。

自20世纪80年代以来，女性一直在拍摄关于女性射精的影片。这一方面是为了将影片作为这难以捕捉的"神话"的证据，另一方面也是为了挑战医学界，促使其重视女性及女性身体。1981年，美国性学家贝弗利·惠普尔（Beverly Whipple）与电影制片人马克·舍恩（Mark Schoen）合作发布了一条时长9分钟的视频——《性刺激下的女性高潮液体喷出》（*Orgasmic Expulsions of Fluid in the Sexually Stimulated Female*），这同时是惠普尔G点研究的开山之作。毋庸置疑，这段影片证明女性在性行为中确实会喷出液体，这个证据本应使包括科学家在内的任何人都无法否认女性射精的存在，但事实是，当摄像机握在女性手里时，影片证据也变得不具科学性了。大多数科学家坚决表示这只是女性在排出尿液，不是也不可能等同于男性射精。无论如何，惠普尔开了先河——作为一个记录自己身体的女人，她拿起自己的工具，讲述了自己经历的真相。

有那么一些人，他们使用摄像机不仅是为了让科学家听到自己的声音，而且还为了以此挑战不让她们发声的科学脚本。1990年，先锋表演哲学家香农·贝尔（Shannon Bell）博士与电影制片人卡特·戴蒙德（Kath Daymond）合作，制作了第一部关于女性射精的电影：《好女孩不会这么做》（Nice Girls Don't Do It）。贝尔博士称这部电影是"时长13分钟的知识、性和技术指导的真相拼盘"。这部电影使用了露骨的特写镜头、摇晃镜头和失焦镜头，采用了黑白画面，并在画面中穿插了一些文字，为观众留下了画面的解读（或者重新解读）空间，以此挑战观众，将他们与突出女性体验而非男性体验的全新叙事相连接。

在这种框架下，女性射精是相对陌生的，邀请观众从女性的视角出发，结合女性对自身欲望的（生理上或其他层面的）表达来重新想象性可能是什么样子的。在科学研究的情景之外对女性射精进行拍摄超越了以男性为中心的拍摄传统，挑战了传统上那种以男性的统治和对女性的征服为焦点的关注（这种焦点反映在对阴茎勃起和射精的关注上）。它还让科学家们反思他们用来理解性反应的框架。在医学领域中女性叙述不被相信，也就意味着在任何情景下女性叙述都不会被相信。贝尔博士通过对比女性的身体和经验被看见与不被看见的情景，促使观众思考其中缘由。只要女性的经验仍被认为是"不科学的"，仍被贬低、被归入色情与表演的世界，而不被纳入实验室和医学研究的范畴中，医学界就可以继续遵从一贯的男性标准，男性视角便可以继续支配着性的含义。

尽管有女性的录像，但科学家仍然在继续寻找着新的理由以否定女性射精是与男性射精类似的生物过程（biological process），并在这个方面取得了令人难以置信的"创新性成果"。大多数情况下这些否定都是从精液和尿液的区别这个角度展开的，为此，科学家迫切盼望提炼出女性精液的化学成分并以此将这些液体视为尿液。这些研究都反映了相同的坚定信念，正如性教育工作者埃芙扬·惠特尼（Ev'Yan Whitney）所说的："科学家对女性身体的了解胜过女性自身。"[9]这些研究展现了科学是被怎样的推动力所推动的：不是解释女性的叙述，而是抹去；不是合作和探索，而是去支配和占有。糟糕的性与糟糕的科学在此有迹可循。

多年来，许多科学家试图反驳惠普尔的发现，试图解释它不存在，试图寻找任何途径来否定这种关于女性性快感的公开身体表达。一些研究人员坚持认为我们现在知道的这种40%的女性一生中至少大量分泌过一次的液体只是尿液罢了，他们相当**固执**。2014年法国的一项研究要求一组女性在性行为前排尿，紧接着对其进行超声波扫描以确认她们的膀胱是空的。在她们经历性唤起后，对她们进行第二次超声波扫描，结果显示她们的膀胱被再次填满。射精后的第三次扫描显示她们的膀胱又排空了，这表明射出的液体至少有一部分是尿液。

然而，自20世纪80年代初惠普尔首次进行研究以来，几乎所有的研究都表明尿液和女性精液之间存在化学成分上的差异；事实上，后者与男性精液有更多的共同成分。除了含有微量的尿液、尿素和肌酸等化学成分之外，研究人员还在女性排出的液体中发现了前列腺特异性抗原（prostate-specific antigen，PSA）。在男性身体内，PSA是由前列腺产生的，而女性身体内也有前列腺组织，它位于阴道前壁被称为斯基恩腺（Skene's glands）的结构中，其产物通过导管排入尿道下端。2014年的研究表明，这种腺体在女性射精中起着关键作用。

惠普尔认为只有首先区分了女性射精和"潮吹"，才能得出定论。女性精液只能指女性高潮时产生的少量乳白色液体，而不能是含有尿液和PSA的液体。除此之外，一些泌尿外科专家认为之所以有些女性喷射出的液体含有PSA而有些不含有，一种可能是因为斯基恩腺的分泌物在高潮时可以进入膀胱，这或许也与腺体的大小和形状差异有关；另一种可能是有些女性的身体根本就不生成PSA。无论怎样，令人震惊的是科学界并不承认部分女性在性行为中存在不同程度的射精或排尿现象这一事实，科学界似乎决定集体否定这一现象。这种抵制本身揭露出了女性射精这一生物学事实对以男性为中心的性学构成了威胁。

当然，需要仔细研究的不仅仅是女性射精排出的液体的成分，女性射精的功能也是一个热门的讨论话题。大多数经历了女性射精的女性都报告说这是一种愉悦的体验（在女性健康领域，这样的观察结果常常被认为是证据不充分的，并被离奇地否定）。在医学史上，女性射精研究被认为值得研究往往是出于研究疾病的目的，而不是出于对快感的研究目的。1880年，当亚历山大·斯基恩（Alexander Skene）将女性射精与以他名字命名的斯基恩氏腺（位于尿道口两侧的两个导管中）联系在一起时，他关注的是腺体和女性尿道周围的导管受到感染时人如何排尿的问题。因此，斯基恩氏腺和尿道获得医学界的重视是因为它们被视为性病和感染发生的潜在场所，而不是创造快感之地。

10多年之后，2009年的一项研究同样表明潮吹可能起到抗菌作用，能够冲走性行为中可能进入尿道的有害细菌从而防止尿路感染。所以，阴道是肮脏的、需要清洁的吗？这样的话术似曾相识，我们又回到了熟悉的话语框架之中，即"肮脏的"女性需要科学的清洁。无论这些研究是有意还是无意，它们都在试图淡化女性射精现象，因为它已经危险地接近了挑战"正常的"、以男性为中心的性观念的边缘。而证明女性射精不具性功能就能使其失去与男性性反应同等的地位，那也就无须再去解释女性所述的身体经历了。在此我们可以再次看到在以男性为中心的框架之外调查女性身体的性学是被明显抵制的。

科学在调查女性射精中的失败使女性在科学领域失声，那些可能在性方面为女性赋权并能促使女性被认可的性学调查被扼杀了，从而助长了现存文化对女性自我认知和自主感的怀疑。忽视女性射精的影像证据还不够，科学和法律还要合谋将这一现象从人们的文化意识中全然抹去。2014年修订的《淫秽出版物法》禁止了描绘女性射精的视频。修订的理由是"太过令人震惊及恶心"。现在，英国电影分级委员会（British Board of Film Classification，BBFC）一般拒绝通过那些含有女性射精喷出液体触及性伴侣的视频，认为这种行为相当于在性行为中排尿。

从这些限制中，我们看到了马斯特斯和约翰逊于20世纪六七十年代提出的相关理论中含有的男性主导的性"规范"的影子。女性射精画面受到审查的同时，男性射精画面还在被允许，这使我们更难理解为什么这种能令女性愉悦（无论我们是否从科学上理解它们）的基本生理功能会被社会所不容。同样令人困惑的是，这项法律的实施究竟在多大程度上考虑了女性射精排出液体的成分，即便考虑了也并不令人惊讶，因为科学倾向于将身体和生物事实推崇为万能的、肯定现状且无可置疑的真理。

至此，我们看到科学界就女性射精排出液体进行了周而复始的激烈讨论，这种讨论揭示了一个事实，研究人员已经全然投入到男性主导的性"规范"模式中并为此牺牲了女性性体验。在此，我们会想审查者真的是在担心女性射精排出液体的化学成分吗？或许，实际上他们是在保护特定性交形式并以此巩固男性对女性欲望的征服。

女性喷出的究竟是尿液还是其他东西，这真的重要吗？显然，重要的是对当事人而言这是不是一次令人满意的性体验；同样重要的是，女性欲望可以在文化中被表达、接受和赞美，女性对性体验的叙述可以被倾听和理解。然而，在这样一种只有男人才有射精特权的性规范与文化中，上述展望仿佛天方夜谭。在这种文化中，在刻板化的典型男性（这种所谓的"典型男性"在相当程度上同样不具有代表性）眼里，女性的"性"就意味着"性感"。在此似乎重现了吉利兰博士当初开展研究时所遭遇的态度，女性的具身经验（embodied experience）被抹去，取而代之的是泌尿科医生对一种鲜为人知的液体的定义，讽刺的是，这正是将女性身体排除在研究议题之外的结果。

虽然BBFC审查不会通过女性射精的影片，但互联网上仍然流传着这样的影片，尤其是自监管较弱的市场中流传出的一些作品。只是正如英国性教育工作者、护士萨曼莎·埃文斯（Samantha Evans）所指出的那样，这些影片中的相关片段往往是高度戏剧化且不真实的表演，参演女性排出的液体量大到超乎寻常。那些希望了解自己生理功能的女性会发现，不切实际的参考资料实在太多了。与公开讨论以及教育相反，审查制度无法控制那些从法律缝隙中溜走（或者更准确地说是"喷出"[10]）的非法色情制品，而这些非法制品中的夸张表演会给在性行为中"射精"的女性施加了极大的压力，使得她们和她们的伴侣认为自己必须符合网络色情片中的高标准表现。吉利兰博士提醒我，这种标准给人造成压力的现象并不新奇，长久以来女性一直认为自己必须快速且不出意外地达到高潮，以迎合男性的性反应。当女性射精与更普遍意义上的女性的性一样被抹去并被视为禁忌时，任何显现出来的表现都很容易被一种文化，乃至于一种法律体系所篡夺，世人急于借助文化甚至法律来将女性的性设定成为男性快感服务的工具。

这会让女性感到羞耻、内疚和愤怒，也会使她们感觉自己不够好，好像一败涂地。在为数不多的针对女性射精经历所做的调查研究中出现一个重要趋势，即射精带来的困惑和尴尬可能会阻碍女性对此展开讨论。而在性生活中，那些认为射精是尿失禁的女性为了向伴侣隐瞒她们的"异常"可能会疯狂地去洗手间。相关医学知识层面讨论的缺乏可能会使很多会在性行为中射精的女性对此感到羞耻，也会使那些觉得射精会带来快感的女性压抑自我，进而令她们感到不适。

密歇根州的性教育工作者佐薇·利根（Zoë Ligon）描述了她曾经感受到的痛苦："在我还没有'潮吹'经历时，我会憋着，膀胱处会有一种非常痛苦的感觉，就是感到……不对劲儿。现在，我喜欢潮吹，有一部分原因是我可以让身体释放性唤起时积聚在膀胱里的液体。这就像是对于我是一个活生生的、会呼吸的，而且又有生育能力的生物这一事实的肯定。"[11]同样，吉利兰博士的研究证实，一旦女性了解了女性射精相关的信息，女性射精就能改善她们的性生活。一位研究参与者说，在她和丈夫知道了她的射精是性唤起的标志而不是病态的表现之后，它就成了两人所追求的东西，无须再隐瞒。

但现在我们仍陷于一个恶性循环中，即以男性为中心的性文化产生了基于这种所谓正常模式的糟糕研究，从而加剧了有关"性"的女性具身经验的文化沉默和污名。这反过来又阻碍了那些依赖于能够体验并敢于公开讨论性的女性研究的发展，进一步导致更大的污名，危害了女性的性生活，因为科学是无法挑战文化甚至是法律中现存的关于男女身体的假设的。医学和文化沉默合谋，将女性的身体从性学中抹去，它们让人们很难想象还有女性射精这样的现象。马斯特斯和约翰逊对女性性解放的贡献并不如我们想象的那样具有解放意义，因为他们没有去倾听和回应潜在研究参与者的声音，因为这些声音超出了他们心中"规范"的概念范畴，其隐含的意思是，超出了他们对男性性反应的理解。一旦他们倾听并回应女性的声音，而不是将不符合男性标准的女性生理现象问题医疗化，他们便可能会描绘出社会的失调，在这个社会里女性的性满意度被忽视，科学亦对女性的性毫不关心。

男性解剖学家对性和科学的凝视蒙蔽了我们所有人，使我们对女性的经历视而不见。科学想要支配（而不是理解）非男性身体，而这与性别关系中对女性的压迫一脉相连。女性的身体被视为一个神秘的空洞，被认为仅供人支配，但永远不需要被理解。历史上科学家对射精的解释只是这种观念的一种表现形式，而这种观念在文化中的体现也同样微妙——比如，在电视屏幕里男人殴打女人的情节屡见不鲜。这样的科学不仅阻断了女性所有的追问途径，还剥夺了女性认知自我的权利，并在一个拒绝倾听女性声音、拒绝按照她们的意愿提供医疗服务的医疗系统中消解了女性话语中的含义。因此，通过研究射精现象背后的女性自我叙述来研究女性射精现象成为一种反性别歧视的行为。赋予女性叙述以"值得研究的科学问题"之地位，能颠覆现有的权力等级制度，能停止以男性凝视（male gaze）来继续决定什么是可知的、谁可以了解自己。

像萨曼莎·埃文斯这样的性教育工作者每天都在与女性交流性经历，她们乐观地认为有关女性性行为的话题正在兴起，而且日益开放。现在，许多性教育工作者活跃于网络之中，分享信息，以讽刺的态度、本着去污名化的精神回应那些错误的信息，并为那些有困惑的女性提供了解自己身体的资源。这些性教育工作者的科普与某些健康公司或个人媒体账号传播的有害信息不同，在此我举个例子来解释非科学工作者是如何填补医学之空白的：他们中的许多人都对自己的经历非常坦诚。一些人，比如佐薇·利根（账号为@thongria），不仅在网上科普性玩具，制作了内容丰富的科普视频，还在网上写下了自己的射精经历；而另一些人，比如埃芙扬·惠特尼，则强调女性与自身身体的关系，在网上给"潮吹的女性"写"情书"以鼓励女性——即使科学研究对女性射精经历的真实性敷衍以待，女性仍要相信自己。许多性学家也公开发声，鼓励女性潮吹，并将秘诀与技巧分享给想要尝试的人。令人鼓舞的是，2013年一项对奥地利320名女性及其伴侣展开的跨国调查[12]也发现了有关女性射精的文化演变，几乎所有的受访者都表示射精对其性生活有积极影响。这些都是积极的发展，只是研究人员仍然需要继续推动科学的发展，回应这些新形式的知识并加以吸收。

女性的叙述促使人们看到了女性射精对性生活的巨大影响，同时也为人们呈现了一个科学尚未充分开发和利用的信息资源。科学家需要学习研究设计以克服自身性别偏见带来的局限；需要找到解读女性叙述的新方法以使他们对女性叙述的解读更具科学性，并让女性叙述与从女性身体的汗液、脉搏和喷射出的液体中测量到的量化数据一样重要。我们需要发展这样的科学——描述女性性唤起，而不是只反映男性性反应。

21世纪的今天恰如20世纪60年代，人们面临着又一个潜在的分水岭时刻，我们如何回应与解读女性的声音将决定医学能否进步，这就需要仔细审视性学所关注的核心问题——性别观念。正如性教育工作的先驱黛博拉·松达尔（Deborah Sundahl）所说：认真对待女性射精现象"与女性社会角色和性别角色的拓宽息息相关"[13]。我们需要一个性别健康的社会,在这个社会里,所有性别关系中的**所有**身体(不仅仅是男性身体)都能被科学与社会看见,只有这样,性学领域和性解放才能更进一步。

第五章

过去与现在：医学如何研究身体

有关女性身体的性别假设阻碍了科学研究的发展，也限制了女性获得医疗服务的机会。这些假设如下：将女性的健康简化为生育问题、默认以男性为中心的研究具有优先特权、女性应该更重视性感而不是健康，以及根深蒂固的男性主导观念。这些角色假设是许多现有研究中所固有的，甚至是基础性的假设，然而，如果没有生物学思维中普遍存有的这种基础性别假设，上述的所有性别角色假设就不会存在。

如前文所述，男性与女性生殖系统不同一直是用以压迫女性的生物学论据。纵观历史，对男女性别进行如此假设与区分的追求使医学研究的结果被预先设定，以便将已有发现简单归因于性别差异。正因为如此，男性和女性之间的生物学差异在医学上被认为理所当然，还成为相关研究最基本的前提假设，因此，这些研究的必然结论往往是医学研究为男性和女性的自然角色划分提供了科学的"证据"。

在18世纪以前，人们普遍认为女性和男性是某种基本性别的两种不同表现形式，唯一的区别在于，女性的生殖器长在身体内部，男性的则在身体外部，女性因此处于次要位置。[1]到了18

世纪，这种观点发生了转变，两种性别成为没有可比性的对立之物。在新的人体解剖学的两性模式中，女性身体的表现"顺理成章"地不如男性。[2] 从19世纪开始，科学就开始致力于证明女性的"劣等性"，第一步便是简化研究对象，仅从子宫和卵巢（对卵巢的关注在子宫之后）这种特殊的器官着手，女性在社会中的角色逐渐被固化为生育者。

然而，确定"女性气质之所在"只是压迫之路的开始。19世纪晚期，一门新的医学专业（后来被称为妇科学）形成了，而卵巢成为这个医学专业的"靶子"。为了治疗各类神经症（neuroses），欧洲和美国的数千名女性接受了卵巢切除手术。妇科学界内部形成了这样一种观念：女性的某些行为和特征是由其身体的缺陷导致的，而医疗干预则是为了治愈这种缺陷。科学家们积累的生物学"证据"不仅在社会上将女性困于生育之中，还从生物学意义上决定了她们天生低人一等。知晓真相的医生对女性的持续医疗干预巩固了以上观念，他们还通过实验和治疗手段维持现状，使女性符合他们设定的规范。

◎ 二元对立的激素观念

20世纪早期，女性气质的"本质"从器官扩散至性激素这一化学物质。性内分泌学（sex endocrinology）这一新兴领域提出了"女性激素"和"男性激素"的概念，并将它们视为性别的化学"信使"。自1905年激素概念首次提出一直到20世纪20年代，存在一种普遍但全然错误的观念：卵巢和睾丸会分别产生出不同的特定激素，这些不同的激素为不同性别所独有，而且直接决定了不同性别。这意味着"女性激素"只能在女性体内找到，并决定了女性性征；同样，"男性激素"为男性独有，并决定了男性性征。相比较而言，过去的挑战是找到一种器官来解释男女之间的差异，而现在的挑战则是以性腺（男性的睾丸，女性的卵巢）产生的物质来理解性别分化过程。

科学研究中的核心生物物质可能已经发生了变化，但科学家的目标仍然坚定不移。内分泌学的新研究几乎都涉及性别分化实验，但科学家们完全不考虑激素可能有其他功能的可能性。这暴露了该领域科学家们所研究的核心与他们的隐含目标——为性别的社会分工积累更多的生物学证据。

激素研究的结果被应用到更多的理论中、扩展到更广泛的领域内，这些理论将性腺的发育与行为、大脑联系到一起。人们假定，子宫的性激素会直接导致出现相应的生殖器官和生理特征，甚至会促成异性恋的性取向、认知模式和兴趣。这种将行为的性别假设与生命机理联系在一起的做法日益加强了两性社会角色的划分。

这样一来，激素就映射并强化了医学中也同样存在的性别模式（以及社会中的性别分工），在这种模式里，女性被视为"有缺陷的人"，因而需要通过极端的干预控制女性身体。激素与女性行为以及消极特征，如虚弱、狂躁和歇斯底里相联系。20世纪30年代，存在已久的卵巢切除术被新兴的激素疗法所取代，因为它旨在治疗包含越来越多症状的"女性疾病"。经前期综合征（premenstrual syndrome，PMS）就是在这个时期被界定的，PMS至今仍然被视作"女性是不理性的"这一观点的生物学证据。激素成为"寻找疾病的药物"（而不是一种针对特定疾病开发的药物），女性身体上出现的任何疾病一旦符合"因为是女性，所以不正常"这种观念，就会用激素来治疗，而这等同于在不断重申"女性相对男性而言更劣等"。

这种观念今天仍然存在，大量的激素产品被设计用于避孕或提高生育能力。（此时玉石蛋、阴道蒸汽疗法是否在你的脑海中闪现？）这些疗法展现了生物学是如何强化了何谓"正常"的身体观念的，以及社会性别角色是如何**通过**生物学"证据"得到强化的。针对男性身体的激素治疗以性欲和精力为目标，而针对女性身体的激素治疗则重点关注生育能力和"情绪波动"——显然，这样的作用和做法（不论是从角色上来说，还是从行为上来说）仍然是在定义女性的劣等性，女性在父权社会中的角色也因此受限。

毫无疑问，激素疗法确实帮助许多女性解决了怀孕问题或更年期症状，但重要的是如何改进这些疗法，或者发展替代疗法，使其能够满足个人需要，而不是迎合性别角色的期望。这些激素疗法有着同样的隐含假设：激素直接塑造了性别化的行为、身份和性取向。就如性学领域的科学家只能找到他们想要的答案一样，激素已经成为科学家重申已有观点的工具。

考虑到推动激素研究的文化观念的历史，20世纪50年代内分泌学领域的飞速发展就并不令人意外了，因为当时有关身体的二元对立性别观点正受到挑战。正如朋克哲学家保罗·B. 普雷西亚多（Paul B. Preciado）所写的那样，在那个时代，女性主义者等力量在政治上崛起，他们都力求摆脱或改变有问题的性别观念及强加给人的有问题的那部分社会角色。性别差异的生物学基础分崩离析，"男性有繁殖能力，女性有生育能力"的简单划分也随之瓦解。如果男人和女人都拒绝从事他们被赋予的劳动（无论那是有偿的还是无偿的劳动），经济将如何运作？社会又将如何继续"自我复制"下去？激素成为社会控制之焦点。

西方文化中常常会描绘出典型的男性或女性形象。然而，把行为、角色、功能和特征的差异归因于激素是很有问题的。原因如上文所述，此外还有一个简单的理由——这样的做法歪曲了科学。

这样的现象已经被很多文章和报道描述过，比如在某些试验中[3]，这种不合逻辑的思维诡计促使科学家以所谓的"女性激素不稳定"（他们实则对此知之甚少）为由将女性排除在临床试验之外。科学家因此错失了了解女性身体复杂性的机会，他们担忧，在试验中加入女性被试者会导致试验数据不一致。而这意味着女性身体被假定为是异于默认标准（男性身体）的存在，而非一个同样重要且需解释的生物系统。这里隐含着这样一个信息：女性身体是不值得去理解的，不如把女性身体当作不符合常规之物并就此忽视，这比重塑研究领域去适应和理解她们要简单得多。但只要对激素有所了解，便会知道已有的激素假设不仅局限了人们对激素的理解，还塑造了这样一种医学——重视巩固性别差异，忽视为个体的身体健康服务。有关激素的二元思维对我们所有人都是有百害而无一利的，为了找到解决之道，我们不仅要让激素理论适用于所有人，还要重新思考我们应该如何及何时进行性别区分。

第五章 过去与现在：医学如何研究身体

尽管所谓的"性激素"在子宫发育过程中确实对性征的发展起到了一定作用，但自20世纪20年代以来越来越多的确凿证据表明，这些激素在出生后还在各种其他生物过程中发挥着重要作用，包括脂肪比例、心脏健康、骨密度等，且在不同性别的人体中都是如此。研究人员开始深入探究激素的化学结构，第一个惊人的发现就是，大量的雌激素（estrogen），即所谓的"女性激素"，不仅存在于怀孕的母马体内，还存在于种马体内。这让那些认为雌激素和孕酮（progesterone）与女性生殖过程直接相关的研究人员感到困惑。

到了20世纪30年代，研究人员又在雌性动物身上发现了"男性激素"。然而，内分泌学家明显不愿意重新审视他们那被挑战的性激素二元模式。研究人员是如此坚信"激素与性别直接相关"，以至于他们开始为身体内部存在的"异性"激素寻找身体之外的原因，如食物来源和环境因素。从性别差异的化学基础确立之初，研究人员就不断面对着可以模糊他们心中二元生理性别观念的各种信息，但同样从建立之初起，研究人员就总是执着于将这些证据稀释掉，为二元生理性别观念辩解。他们被自己的假设蒙蔽了双眼，因而不断地寻找方法来稀释掉、淡化掉那些摆在他们面前的真实科学事实。

这种对二元对立的激素观念的坚持反映出的是同样二元对立的生理性别观念，而这种观念一直持续至今。即使是现在，科学教科书仍然使用"性激素（sex hormone）"一词来暗示所谓的"女性激素"，即雌激素只限女性所有，而睾酮（testosterone）则只为男性所有。而且，这些教科书在讨论性激素时往往只涉及其与性别相关的生物作用,维持着"男女性别由特定性激素所定义"这一观点,而其中有关"激素在人类生物学中起什么作用"的叙述也在误人子弟。[4]

从20世纪50年代起,随着科学新技术的发展,读取基因和染色体差异、测量内分泌水平的技术的出现,人们开始察觉到一些新发现的变量无法归类到基于生殖激素的、二元对立的生理性别模式中。慢慢地,生物学中关于性激素作用的解释变得复杂起来。

◎ 有关讨论

约翰·莫尼(John Money)在约翰·霍普金斯大学(Johns Hopkins University)的早期工作中,研究了那些出生时(外部)生殖器不明确的患者,并发现尽管他们的人体结构"令人困惑",但他们仍发展出正常的性别认同(gender identity),即认为自己要么是男人,要么是女人。因此,他初步得出结论:性别认同是由儿童的成长方式决定的,而不是由任何化学生物倾向决定的。

在莫尼对患有肾上腺生殖综合征(adrenogenital syndrome)[现称为先天性肾上腺皮质增生症(congenital adrenal hyperplasia),是一种遗传性疾病,会导致肾上腺产生过剩的雄激素,即"男性激素"]的女性的研究中,他注意到,尽管这些女性体内存在"男性激素",但她们还是形成了"正常"的性别认同。然而,随着内分泌学的发展,莫尼改变了自己的立场,认为有必要纳入该领域不断涌现的新证据,而这些证据"表明"激素在性别化行为中起着决定性作用。因此,莫尼"发展"了他对性别的看法以顺应这种生物学观念。他开始关注这些女性与所谓的"正常"女性在性方面的不同之处,无论这些差异多么细微。其中一个差异是,他发现这些女性的性唤起是由视觉和叙述线索引起的,而"正常"女性的性唤起则是由抚摸引起的。这些女性还比大多数"正常"女性更容易性唤起。莫尼改变了自己的研究假设,开始接受所谓"正常"的性别化行为的假设,而为了将他的发现置于"激素导致生理性别差异"的解释框架中,他不得不找到不同性别的群体之间行为上的任何一点细微差异,但实际上这种差异是社会因素导致的。

寻找由激素驱动的性别行为差异的研究仍在继续。在部分研究中,莫尼和一些年轻同事比较了接触过量激素的儿童和成人与未接触激素的儿童和成人。他们发现,接触了大量雄激素的女童和成年女人表现出比预期更"男性化"的性别特征和性别行为。这些特征和行为具体包括:研究对象对事业相对于婚姻和为人母的兴趣、童年时更喜欢的游戏与玩伴、着装方式、认知技能(如语言或数学能力、空间关系能力)以及成年后的职业习惯。在今天,这些假设或许显得荒唐可笑,但科学家对这些群体开展的对比研究越多,就越能发现他们决心要发现的差异——激素导致的性别行为差异。结果,支持激素导致性别行为差异的研究越来越多,看起来越来越具有说服力。

早期关于内分泌的研究历史表明,仅仅将研究资源和关注度转移到这类女性身上并不能纠正医学中的性别偏见。将她们纳入一个基于性别偏见而构建的系统中进行观察只是以新的形式强化性别歧视罢了。她们的存在模糊了性别模式的边界，因此提供了更多挑战旧观念、揭示真相的机会，正如莫尼早期的研究成果所示，她们的存在挑战了僵化的性激素二元对立论以及相应的"激素强化性别角色"的论述。如今，研究人员正准备迎接这一挑战，而这至关重要，因为性别观念充斥于科学研究的历史之中，而且从事科学研究的人本身也持有性别偏见。比如，自2006年以来，临床医学上将这部分人称为性发育障碍（disorders of sex development，DSD）。

在身体性别发育的领域中，DSD是一个重要的研究焦点。虽然DSD被称为"障碍"，但一般来说，DSD所指的并不是有功能问题的身体，而是指那些在性别特征上不同于统计学意义上的平均水平的身体。许多DSD类型并不会导致生殖器官有任何明显的差异。

基因技术揭示，不同性别的生物标志物（biomarker）如基因和激素之间存在差异。但长期以来人们一直认为这些生物标志物总是完全一致的。比如雄激素不敏感综合征（androgen insensitivity syndrome，AIS），该症患者的遗传性别（基因型，genotype）与其可观察到的第二性征（表型，phenotype）不一致。通常情况下，AIS患者会拥有决定男性性别的XY染色体，而不是女性的XX染色体。

由于缺少位于X染色体上的雄激素受体（androgen receptor，AR）基因，AIS患者的身体无法处理雄激素，而雄激素在性腺（"主要"是生殖器官）和其他男性第二性征（如脂肪与肌肉比例、体毛或更宽的肩膀）的发育中起着作用。因此，与那些不会抵抗雄激素的男性相比，AIS患者的发育会有所不同。在此综合征最极端的情况下，即在完全雄激素不敏感综合征（complete androgen insensitivity syndrome，CAIS）患者的情况中，具有男性XY基因型的个体所产生的雄激素虽然与"正常"男性一样多，但因为完全抵抗雄激素，具有XY基因的胎儿反而会发育出女性生殖器，并且在生物学意义上表现为女性，而他们的睾丸位于腹部、腹股沟或阴唇处。直到20世纪70年代CAIS才被确认与X染色体有关，而在此之前，许多患有CAIS的人并未被诊断出来，因为他们的外表与没有患CAIS的女性看起来一样。即使在今天该综合征的发病率也是未知的，但据估计，每2万至6万名新生儿中就有一名可能患有这种疾病的新生儿。

CAIS为科学家研究性激素对人体的影响提供了一个有趣的模型。特别是，CAIS患者的身体产生的雄激素与普通基因型男性的一样多，但又对雄激素不敏感，因此他们的身体就不会呈现出雄激素通常给人体带来的影响。研究人员只要将这些患者和"正常"男性与女性对照组（正常即指那些基因和激素符合统计学标准的人）进行比较，便能更好地了解雄激素在人体早期发育和人的整个生命周期中发挥的作用。此外，在最大限度地提高CAIS患者的长期健康水平的治疗过程中，临床医生也对性激素在男性和女性身体中的作用有了更多了解。

然而在该领域中，二元对立的性别模式仍是一块会造成困扰的"顽石"，这在CAIS患者的治疗过程中表现得尤为明显，对CAIS患者进行的性腺切除手术便是一个典型例子。以前的标准做法是，一旦一个人被诊断为CAIS就要立即切除其性腺，理由是内隐的睾丸有可能发展成肿瘤。医生会建议父母选择切除孩子的性腺以预防疾病并把孩子当作女孩抚养。然而现在人们了解到，在青春期之前患者体内的睾丸很少会发展成肿瘤，并且对女性CAIS患者而言，性腺对于青春期中的性发育具有支持作用，这是目前的激素替代疗法（hormone replacement therapy，HRT）还无法完全替代的。[5]已有研究还表明，将性腺保留至青春期后，其所产生的雌激素对男性和女性的骨骼发育都有着重要作用。而且，比起通过HRT给予的雌激素，由性腺产生的激素能更有效地优化骨密度。[6]对CAIS患者的研究也表明雄激素在男性和女性骨骼发育中同样具有重要作用。大多数人的身体都会产生这两种性激素并有其受体，但男性会有更多的雄激素，女性则有更多的雌激素。而女性CAIS患者的研究结果揭示了雄激素完全不作用于骨骼的情况下会发生什么——与那些不抵抗雄激素的"正常"女性相比，女性CAIS患者的骨密度更低，这表明雄激素对于维持骨骼健康的必要性。然而，这样的发现并不能直接有益于CAIS患者的治疗。

德国吕贝克大学（University of Lübeck）的儿科内分泌学（Paediatric Endocrinology）教授奥拉夫·约尔特（Olaf Hiort）在治疗AIS疾病方面做了大量的研究。他告诉我，最近有一名女性CAIS患者向他咨询她患上骨质疏松症（osteoporosis）的风险，因为这类患者的雌激素水平很低，而绝经后雌激素水平的降低与骨密度的下降相关。约尔特教授告诉我，虽然他可以给这些患者开具注射雌激素的处方，但困难之处在于确定她们的骨密度应该达到什么水平。如果是那些符合统计学平均值的男性和女性的身体,他只需要安排一次骨骼扫描,然后参考相应的年龄和性别组人群中代表骨骼健康数据范围的平均区间便可以确认目标水平,但对激素和遗传特征偏离标准值的CAIS患者而言,这些参考数据并不适用。约尔特教授应该参考男性平均水平还是参考女性平均水平呢?他说:"我们不知道对女性CAIS患者而言什么才算正常水平,或者说,什么才算健康水平。"

我们需要对骨骼健康有更复杂的理解,研究更多样化的身体类型在整个生命周期内的骨骼生长机制和骨骼健康状况。CAIS患者的情况挑战了医学界,促使医学界回应所有身体的需求,促使研究者重新审视医学界一开始所划定的类别,并反思这样的分类究竟是推动了科学的进步还是导致了社会的倒退。

对CAIS患者的研究也让人们得以进一步了解雄激素(特别是睾丸素)在女性体内的其他非性别特异性作用。一个不可思议的例子是,有研究称,睾丸素会对女性CAIS患者的性欲产生影响。2018年的一项研究对切除性腺后的女性CAIS患者采取了雄激素或雌激素替代疗法,并比较了这两种激素的有效性。[7]研究发现,接受雌激素治疗的小组和接受睾丸素治疗的小组的对比结果显示,激素的差异对生理造成的影响几乎很小,两组患者的心理健康和与之相关的生活质量没有差异,但接受睾丸素治疗的组别自我报告说性欲增强了。这令人惊讶,但让人惊讶的不是人们早已知晓的睾丸素对性欲的影响,而是CAIS患者体内没有雄激素受体,而睾丸素是雄激素中的一种,这意味着他们的身体本不可能对这种激素做出反应。

这些研究发现之所以难以解释,是因为自20世纪70年代起科学家就已经知道雄激素在作用于身体之前可以转化为雌激素，因此很难确认是哪一种激素带来了这种效果。化学家现在已经制造出了不能转化为雌激素的雄激素，如果使用这种新形式的雄激素展开上述研究的复制研究，我们也许能做出更为确切的解释。

当我向约尔特教授询问这些发现时，他告诉我，睾丸素比雌激素更容易穿过血脑屏障（blood-brain barrier），并且可以合成神经类固醇（neurosteroids），即一种由大脑产生的性激素，然后迅速影响性欲等行为。这一点已经在动物实验中得到了证实，即雌激素会诱导出现雄性行为模式。

像这样的发现再次模糊了性激素之间的明确界限，表明无论是"男性激素"还是"女性激素"，都能作用于所有类型的身体，它们还能通过各种生物学过程相互转化并影响同一生理性别的个体的一系列行为。但实际上这些行为在同一生理性别的个体之间的差异远比简单的雄性和雌性激素身体的二元对立所暗示的要复杂得多。诸如此类的研究有助于为男性和女性身体提供更好的治疗，还有助于改变对CAIS患者的治疗策略。过去的激素替代疗法的目标仅仅是通过补充雌激素来促进个体的"女性化"，以确保女性第二性征发育（如乳房发育）；现在，基于女性和男性身体都需要两种激素这一理解，女性CAIS患者的HRT治疗方案中可以有既包含雌激素也包含雄激素的混合激素治疗选项。

随着我们对性激素作用的了解更加深入，医生将可以利用性激素的益处来促进个人健康。目前，HRT还不是一种精确的科学手段，对于性激素的作用还有很多尚未知晓的部分。最重要的是，不同的身体有着不同的反应，因此，患者需要权衡HRT

可能带来的副作用和益处。对于这一点，从与HRT相关的讨论中，我们获益匪浅。有的人不得不接受HRT治疗作为他们转变自身的必经之路以使其性别表现或性征符合内在性别认同。证据表明，对于那些具有男性性征，但身体为女性身体的个体而言，服用大量"女性激素"，如雌激素，会使其患深静脉血栓（deep vein thrombosis）、肺栓塞（pulmonary embolism）和凝血障碍（blood-clotting disorders）的风险升高，其有害影响类似于一般女性以口服避孕药的形式服用激素产生的影响。有凝血障碍、吸烟、肥胖等问题，或者有冠状血管、微血管疾病等其他风险因素的这些女性必须权衡激素对她们身心的益处和可能的副作用。另外，研究性激素在男性和女性身体中的作用对于缓解医生的焦虑也至关重要。医生经常会因打破了性激素的明确性别界限而感到焦虑，但随着研究的深入与认识的提高，他们便可以更好地将性激素用作维护健康的工具，而不是强化性别歧视的手段。

这将推动医学研究的进展，带来更好的治疗方法，对抗医学界对激素的性别化使用方式。但这需要一些愿意冒险接受激素治疗的人，这也正是约尔特教授等医学研究人员所遇到的障碍（这样的境遇也许也是该专业领域自身造成的）。另一个限制开展进一步针对女性CAIS患者研究的因素是，患者通常不愿意参与这些让自身感到"不正常、病态、被忽视的"研究，这也是人之常情。

AIS患者常常感觉自己与医疗系统脱节，他们中的许多人根本不愿意分享自己的症状。对约尔特教授及其团队的临床试验机构而言，这是极大的障碍。他们的试验于10年前开展，通过研究性腺切除后的CAIS患者所接受的激素替代疗法来比较雌激素与雄激素的不同。研究目的是以患者为中心的，即，加深医学理解，并解决患者术后的心理健康问题和性满意度下降的问题。约尔特教授说："招人真的很难。"他们最终招到了26名研究参与者，但只有16人完成了试验。访谈与监控带来的巨大情绪压力使许多人无法完成整个试验。这项已完成的研究意义重大，表明睾丸素作为替代激素，同样具备耐受性，并且与雌激素一样安全，因而可以考虑将睾丸素作为CAIS患者的替代激素，特别是对性功能下降的女性而言，正如前文所述，这些女性在接受睾丸素治疗后报告说情况得到改善。

研究人员在邀请患者参与研究难题时所采用的描述方式也颇为有趣。他们认为，研究旨在为患者提供更好的医疗服务，这初衷颇为"可歌可敬"。但他们又认为，研究的阻力来自患者，而不认为这种阻力实际上来源于医疗系统排斥患者的历史（因为这样的排斥历史，患者可能一开始就不愿意参与研究）。即使研究人员认识到医学系统过去的错误行为，他们想要解决的问题仍然是说服CAIS患者参与他们的研究，而不是去调整研究方法和医疗系统来获取患者的信任。研究人员们必须认识到，大多数CAIS患者可以有充分的理由持怀疑态度。事实上，这些研究人员对CAIS患者的整体健康状况所做的最详尽的调查显示，性别观念在很大程度上持续影响着患者的选择。

性发育障碍患者生活质量研究项目（DSD-Life项目）是由欧盟资助、由跨学科研究者联盟发起的，它旨在为CAIS患者、其他"异于常人"的人或DSD患者提供更全面的护理。负责协调该项目的约尔特教授告诉我,这项研究特别关键的一个部分是对生活质量(quality of life,QOL)的调查,这是医学研究中常被忽视的领域。QOL是一个所指宽泛且多维度的概念,它不仅反映医疗护理的效果,还反映个体对其生活中积极与消极方面的主观感受。[8]

该项目的研究人员惊讶地发现,除了社会关系外,大多数DSD患者都能很好地适应各自的生活环境,研究报告显示他们的QOL指数良好。问题并不在于他们被"诊断"为异于常人,限制他们生活的是他们的整体健康状况,慢性疾病和心理健康问题是大多数受试者的主要问题。这一发现令医疗从业人员感到非常惊讶,而这样的惊讶足以表明,该领域的从业人员一直认为这一群体的"病态"和对生活的不满或多或少是因为他们偏离了统计学意义上的性别规范。也许,CAIS患者不愿意参加研究就是因为他们在医疗环境中长期感受到这样的偏见;也许,他们明白,尽管人们开始关注他们的QOL,但这只是人们在关心其他所有人的健康和福祉时顺带的一点关心。DSD-Life项目的研究发现警醒了医疗从业人员,促使他们审视自己的个人偏见,重新思考临床目标——对他们的健康的关注应远远超过对性征的简单强调。

这类人在激素作用、基因和性征方面与标准范围的偏差拓宽了研究人员对很多生物学成分在身体中作用的科学理解。通过更广泛地研究他们健康,研究人员能够打破狭隘认知,揭示出一个更为复杂、流畅和动态的系统,即每个身体具有的独特的平衡方式和特定的运作方式。然而,如果医疗从业人员和科学家仍固守旧有假设,这些身体所蕴含的能够变革医学界的潜力就无法得到充分地发挥。

为了利用这些具有颠覆性的身体所蕴含的科学潜力，科学家必须先从性别的视角看待自己、询问自己：我们所持的性别假设是否限制了我们所提供的医疗护理服务，又是否使我们没有去关注本该关注的研究问题？在DSD-Life项目研究报告的结论部分中[9]，作者乐观地说，这些发现将对"护理机构产生重大影响；受此影响的个体既需要高度专业化的医疗护理，也需要一个能全面地解决所有健康问题，并与该领域内的专科医师展开合作的医疗之家"。言下之意便是，我们需要医疗从业人员像思考男性的身体那样来思考他们的身体。作为首个针对此类人健康状况开展的大规模国际研究，其所带来的革命性见解发人深省，或许还为至少未来几十年的医学发展指明了方向。

有关此类人身体的研究历史及当前的相关研究，揭示了科学研究是如何被一种过时、未经证实且又非常离谱的假设所束缚的，这种假设便是——个体的健康是其生理性别的直接产物。这实际上是将性别"规范"与健康混为一谈。在父权制社会中，正常并不等同于健康，因为这个系统只是在迎合特定人群的健康和福祉。那些与我交谈过的医生都坚持认为，这个领域在诚信对待患者方面已经取得了很大进展，但是二元性别观念是"狡猾"的，医学界一直认为需要治愈的是"不正常的"生理性别，而不是关注个人的健康和福祉。即便有了看似进步的措施，这样的观念还是悄然入侵，甚至破坏了出发点极好的研究。只要医生没有深入探讨那些塑造并限制他们实践的假设，传统观念就会持续限制他们提出的问题并影响他们可能提供的护理。因此，与其说医生需要对身体进行超越性别差异的调查研究，倒不如说他们需要先对自己展开相应的审视和调查。

为了超越我们现有的限制性框架，科学家首先需要质疑限制其解释的假设。前文提及的哲学家保罗·B. 普雷西亚多在2019年的"精神分析中的女性（Women in Psychoanalysis）"会议上提出了这一点，我认为这一点同样适用于整个医学界。

> 2019年了，你们组织会议来讨论"精神分析中的女性"，仿佛时间停滞在1917年，仿佛你们随意且居高临下地称之为"女性"的人是一群和你们不是同一个物种的动物，仿佛她们还没被完全承认为政治主体，仿佛她们是附属物，是脚注，是需要时不时设立研讨会或圆桌讨论来仔细研讨的陌生奇异生物。组织一次"精神分析中的白人中产阶级男性"的主题活动可能会更好，因为大多数精神分析的文章和实践都只关注这一种"野兽"的话语和政治力量……你们倾向于将这种野兽与"普遍人类"混淆一谈……[10]

对于这一排斥特定群体的问题，医疗从业人员不应只是耍耍嘴皮子。如果他们不真正付诸实践，他们就仍然是在以新形式重复原有的性别假设。要想更好地满足所有人群的需求，医学界就需要以不同的方式展开实践，不仅要对女性的身体进行恰当的研究，还要质疑以男性身体为标准的习惯。关注的重点不应仅局限于身体，还应关注研究人员自身及其所使用的工具和研究方法。只有通过这种严肃的科学（也许不是精神分析式的）自省，医疗从业人员才会对男性和女性之间的一系列问题、不同的需求和多样化的身体展开探索。

对普雷西亚多来说，睾丸素并不是"目的本身"，即睾丸素并不是当前生物学所认为的"问题的答案"，而是"一起探索其他领域的盟友"。激素的使用帮助普雷西亚多塑造了自己的身份，突破了生物学身体给他设立的界限。也许同样的原理也可以应用于医学，当使用激素的目的是优化个人的健康和幸福时，医学便渐渐朝着新方向而发展——激素可以改善生命，而不是限制生命。

在本书中，我始终在用男性和女性之间的差异来指出医疗实践中一个未被回答的问题。以女性身体作为例子，我得以问出一些不同以往的问题，并将女性身体推至讨论的中心。一旦科学家能够倾听患者的声音，并将患者的健康置于首位，他们可能就会开始质疑：生理性别是否真的是治疗或了解身体的必要基础。最终，他们的质疑将带来许多的未知，而这些未知是目前的医学解释框架无法企及的。如上文所述，无论男性还是女性，身体中都有性激素，且存在于体内的各种生物系统之中，这一事实要求我们做出新的区分。这种区分也许可以把激素的作用和人们选择的生活方式与人的整体健康联系起来，而不仅仅是与身体所表露出的性征相关。

后文我们将会讲述：我们会冒险进入一个不那么以男性为中心的未来医学，新时代的技术——从手机应用程序到最新的体外受精技术（in vitro fertilisation，IVF）——为我们提供了新的机会，并利用生物学为更多人的福祉开辟新的可能性。技术将成为解放的工具，而不是用于压迫的刑具。

PART 2

第二部分

被误解的身体

毫无疑问，在性别刻板印象的影响下，医学界将女性的身体排除在外。但这些偏见是如何影响科学实践和医学知识的呢？除了将女性身体排除在医学研究和医疗护理之外，性别刻板印象如何影响了科学家所提出的关于人体的研究问题？又如何局限了科学家对研究问题给出的答案？他们在进行调查研究以回答问题时所用的研究方法又受到了怎样的影响？而这进而对生物学维度的界定产生了什么影响？最终导致人们选择用怎样的方式治疗女性身体？本部分将探讨医学知识的局限性，并探索如何更好地利用工具来追求更大的社会平等和人类的身心健康。

这种对医疗权威的挑战不足为奇。从20世纪70年代初开始，第二波女性主义者就一直在挑战"以生物学事实定义男女"这一观点。女性受生物学观念压迫已久，正如我们所看到的，人们仅从生物学视角来看待女性的身体，并认为女性存在的唯一意义就是生育孩子，女性的情绪化是激素泛滥导致的，女性是肮脏、有缺陷并且脆弱的。第二波女性主义者抗拒这种生而背负的角色定位，她们不仅展示了文化和社会是如何把这种身份角色强加给女性的，还表明女性并非天生如此，对女性的定义也并非不可改变。何谓女性与生物学无关，这些女性主义者的关注点是社会性别。

第二波女性主义者热衷于否定"女性气质源于身体"的神话，然而今天许多科学女性主义者认为，第二波女性主义者走得还不够远，因为她们把与生理性别相关的讨论丢给了医学。医学因而得以不受挑战、不被质疑地自由发展，如我们所见，医学因而得以继续保留从业者认为是"自然"的、生理性别的实践，但实际上这些实践大多与社会性别和文化观念有关。

性别差异真实存在,并会导致各种疾病有不同表现,例如第七章谈到的心脏病便是如此。然而,在认识到这一点的同时,我们仍必须审视前文所提到的医学界的性别刻板印象,因为这种性别假设从一开始就影响了医学研究和实践。

医学呈现的性别差异并非都是准确的,实际的性别差异比现有医学知识所证明的要复杂得多。

我们需要解决的问题是,如果医学界重视女性主义者的性别观念会怎么样呢?我们应该——也必须——用社会性别概念来揭示医学的偏见,倡导将女性身体纳入研究和试验之中。我们需要更加深入,确保不能只停留在表面,而是深入挖掘医学根基。我们还需要对社会性别进行更为广泛的考古学式的研究。我们如何将社会性别概念应用于医学中呢?我们如何才能让关于身体的社会性别概念真正地塑造身体呢?当医学不再将性别看作是理所当然的存在,而是从头开始,全面考虑塑造个体身体健康状况的社会、文化和环境因素时,医学该如何进一步优化个体的身心健康?

为了回答上述问题,科学研究人员和医疗专业人员必须将他们的目光从患者和试验转向自身的研究方法。这种内省可能会让人感到紧张焦躁,因为对一个总习惯于针对外在研究对象展开研究的领域来说,对自己进行探究是陌生的。所谓科学实则岌岌可危,其自身也心知肚明,向来如此。17世纪,弗朗西斯·培根(Francis Bacon)提出了严格的科学方法,并呼吁博学之士以实验来研究自然界,自此以后人们就更强调实验本身,更强调"客观真理"这一宝贵概念,而不再强调研究人员自身。一直以来,科学都只关乎确定性的知识,而不关乎自我认识。

我总认为，不安全感源于自我认识的缺乏。如果一个人无法直面并指出自身的局限，或者否认构成自身赖以生存的基础存在的结构性问题，总有一天这个人会崩溃。不安全感会让人变得残忍。一个拒绝面对自身失败的人往往会因为害怕自己被揭露而猛烈抨击并粗暴对待周围的人。同样，科学拒绝考虑会暴露其弱点的问题。开放且具探究性的科学"会知道"，真正的自信并不是因为自身坚不可摧，不过，确实需要某个人或机构去承担责任。这意味着科学要学会查漏补缺，不断努力解决这些缺漏，并以这样一种保持自省的自我认知来开展研究，而这一过程永无止境。当我们开始对自己在这个系统中的位置负责，我们就可以自然而然地发现，在一个由细胞、新陈代谢、生理、心理和社会等多个相互联系的部分组成的网络中，人类处在这些事物相互关联产生的节点之上，这些事物共同作用才造就了这个世界中的人类。我们将看到一个具有丰富可能性的新领域，它能推动人类健康事业的进步，带来新的进展。

科学可以借鉴那些更习惯于问责的学科所用的方法，比如人类学。该领域以人类为研究对象开展科学研究，每一个人类学研究的研究设计中都有这样一个重要的步骤：解释研究者自身的背景和世界观可能会在他们理解所研究的人群时造成怎样的影响。这一点之所以重要是因为人类学起源于殖民时代，那时，关于"原住民"的所谓"权威知识"常常出自殖民者之口，并被用来证明殖民者统治的正当性。今天的人类学家在对任何文化展开研究（无论是国外、国内还是科学实验室内的文化）并提出主张时都是很谨慎的，他们会明确说明他们所知的局限，指明与该研究问题相关的待解之谜的边界,这些未知谜题的边界将不断延伸,留待后人继续推进、探索。这也是科学方法的格言——"站在巨人的肩膀上"的一种表现。知识是建立在知识之上的,这一意象也表达了一个常被人所遗忘的含义:没有人可以说自己知道一切。

生物学的探索者可以从人类学家那里学得一二。纵观医学史,直至今天,生物学家仍继续借女性身体来追求那些能让自己流芳百世,堪比诺贝尔奖的发现,因为这样才能让他们的名字和他们的事业一起永世流传,或者至少是用他们自己的名字来命名某种生物结构。作家兼医生利娅·卡明斯基(Leah Kaminsky)说得很好:

> 事实是,男人之名遍布女人的身体,特别是那些早已死去的白人男性解剖学家的名字。他们以自己的名字来命名女性,并以这种方式流芳百世,就像勇敢的探险家一样征服女性的骨盆区域,仿佛那是一块无主之地。[1]

最终就这样,詹姆斯·道格拉斯(James Douglas)"藏在了子宫后面",加布里埃尔·法洛皮奥(Gabriel Fallopian)"挂在卵巢附近",小卡斯帕·巴托兰(Caspar Bartholin the Younger)"附着在阴唇上",而恩斯特·格拉芬伯格(Ernst Grafenberg)找到了女性快感的来源。他们的鼎鼎大名借女性盆腔深处流芳百世:道格拉斯腔(Pouch of Douglas)[2]、巴氏腺(Bartholin's glands)[3]、法洛皮奥氏管(fallopian tubes,即输卵管)以及格拉芬伯格点(Grafenberg Spot,即G点,但后世研究对它的存在存疑)。这些命名不仅公然宣扬了以男性为主导、以声望为驱动力的科学偏见，还以命名的方式来定义和占有女性身体，这些命名还揭露了该科学领域所采取的方法论存在一个同样的问题：把身体部位当作唯一、不可辩驳，且具有确定性的发现，因而它并未对未知负责。

如果科学可以穷尽万物，那么就不需要研究者阐释他们为什么选择关注某一些领域而不去关注另一些领域（因为其他的领域可能比他们所关注的领域更有益人类）。当然，并不只有医学领域会犯错，每个领域都有各自的一连串事故——天体物理学剥夺了冥王星的行星地位；有的物种被反复重新分类；原子核被认为是基本单位，但又发现了中子和质子，后来又发现了夸克。这些错误不是人类进步故事中的例外、退步，而是一种进步叙事，是真正的"进步故事"。在这些故事里，我们会不断地识别出异常状况，用知识逐步照亮未探索的空白，这个过程总是不能尽善尽美的，但随着时间的推移会不断趋于完善。只是，并非每个学科都已经从方法论层面上克服了这些不可避免的错误带来的影响。

为了与殖民主义的根源抗争，人类学界已经发展出了一套让研究人员对自己的选择负责的方法论。医学界也可以做到，只要医学界敢于承认自己是作为社会的一部分而存在于这片土地、这个世界上的即可。虽然科学论文要经过其他专家的评审，即所谓的同行评议，但这些评议人受同一小众文化影响，因此很可能持有相同的（且通常是无意识的）偏见。"医学"这一提喻说法是具有误导性的，因为医学不是单一的实体，而是由一群（有意或无意地）带有偏见、处于特定文化与历史背景下的人所践行的。

这些人必须说明他们的立场会如何影响他们所知道的知识，这并不会削弱他们的贡献。他们的偏见、他们在世界中的位置是研究的限制条件，但也可以是研究的有利条件。必须强调的是，对未知的探索将推动科学家向着新的、重要的方向前进。对科学研究方法的关注将推动科学更进一步，打破科学所固有的偏见，这将有利于科学研究的进步和社会发展，因为科学研究是社会不可分割的一部分。最终，我们将见证一种内省的科学研究方法，它将带来一个更为包容的科学与一个领域更广阔的医学，它们对未知负责，也因此可以更好地为人类服务。研究人员的自省是尤为重要的，我们将在下文中看到，不进行科学自省，代价就是给女性身体带来直接的痛苦。

第六章

疼 痛

2009年，罗伯特·佐尔格（Robert Sorge）在加拿大蒙特利尔（Montreal）的麦吉尔大学（McGill University）研究小鼠的痛觉。他想知道动物是如何发展出极度敏感的触觉的。为了测试这种反应，佐尔格用纤细的茸毛触碰小鼠的爪子。如科学文献所描述的那样，即使是触碰到最细的茸毛，雄性小鼠也会把爪子往回收，但雌性小鼠似乎无动于衷。[1]换句话说，雄性小鼠对疼痛有反应，但雌性小鼠似乎没有察觉到疼痛——或者至少可以说，它们可能有所察觉，但没有以同样的方式表现出来。佐尔格还兼任阿拉巴马大学伯明翰分校（the University of Alabama at Birmingham）的行为学家，他和他的导师，疼痛研究专家杰弗里·莫吉尔（Jeffrey Mogil）合作展开研究，想要确定这种雄性小鼠疼痛超敏反应是不是由于雄性小鼠具有与雌性小鼠完全不同的通路，而这些通路依赖于不同的免疫细胞类型。[2]

◎ 用性别变量发现医学研究盲点

在疼痛研究领域，佐尔格和莫吉尔的实验可谓是提出了前所未有的问题，他们实验设计有所创新，这可能并不令人惊讶。但这两位研究人员将雄性小鼠和雌性小鼠都纳入实验，这打破了该领域的惯例。自从动物实验开始实施以来，疼痛科学家一直非常担心雌激素周期的不稳定会使实验结果复杂化。然而现在一连串的研究（包括特定领域和更广泛的生物医学相关研究）以实践证明这个观点是错误的。[3]女性每月的激素周期表明，某些激素水平确实会有波动且可能在疼痛管理中发挥作用。然而，这种波动并没有超出男性所特有的激素波动范围。事实上，佐尔格和他的同事在雌激素周期中的不同阶段同时测试了雄性小鼠和雌性小鼠，结果显示，雌性小鼠的测试结果比雄性小鼠测试结果具有更高的一致性。在雌激素周期的不同阶段，雄性小鼠会根据同笼雌性小鼠的性接受程度而改变自己的行为，而雌性小鼠似乎相对不受影响。小鼠研究中的这种错误观点与父权制下科学家所强调的女性生殖系统会影响科学研究的论断臭味相投。（也许他们真正描述的是女性激素对男性研究人员的影响？）无论如何，显而易见的是至少在小鼠的例子中，就一致性而言，雌性小鼠应该是更标准的实验动物。

如今，受到佐尔格和莫吉尔工作的启发和资金的推动，部分疼痛研究人员逐渐注意到并开始研究不同性别对疼痛的反应。这种推动作用并不仅限于疼痛研究领域，在生物医学领域，已经有将动物的性别视为研究中的一个重要变量的动向。在神经科学、生理学、药理学（pharmacology）和内分泌学中，在选取临床前研究（preclinical study）的对象时，主流选择是雄性动物，而非雌性［有趣的是，在免疫学中情况恰恰相反，也许是因为80%的自身免疫性疾病（autoimmune disease）发生在女性身上，在许多情况下，研究女性不仅更合适，而且是唯一的选择]。[4] 2016年是一个里程碑式的年份，当时美国国立卫生研究院要求科研基金申请人证明他们在实验中选用的动物的性别是合理的。现在，加拿大、美国和欧洲大部分国家，其中包括奥地利、法国、德国、爱尔兰、荷兰、挪威、西班牙、瑞典和英国，都已经制定了具体的政策，要求将生理性别和社会性别纳入临床前研究。

将生理性别作为生物学变量纳入研究可能会给研究人员带来额外的成本，在某些研究假设中还往往被认为是与研究不相关的变量。然而，当我们实际考虑如何将生理性别作为一个标准化的变量纳入动物研究时，这些争议都不成立。如果研究人员将参与实验的动物数量增加一倍，也就是说，在原有一定数量的雄性动物基础上加入同样数量的雌性动物，结果仍发现存在性别差异，那么这将是个重要的信息，他们把这样的研究结果转化为医学结论也就意义重大。另外，如果在这样的条件下发现之前提出的性别差异不复存在，他们为了将研究样本量翻倍而多花费的相关费用也不会被浪费，因为将样本量翻倍只会让结果更加令人信服。换句话说，把生理性别作为变量会带来一个双赢的局面。那为什么科学家如此不愿意改变他们的研究方案？这让人怀疑，甚至感到一丝焦虑，因为那些支撑科学家职业生涯的确凿的成果可能会被证明是不成立的。而这反过来又让人怀疑他们所捍卫的是否真的是好的科学。无论原因是什么，疼痛研究中惊人而意想不到的性别差异表明，将男性和女性同时纳入研究对象之中是值得的，

第六章 疼 痛

对这一研究维度的完全忽视意味着科学家往往不用甚至缺乏工具，无法想象与探索未知。

尽管这种将雄性动物和雌性动物均包含在内所带来的转变并不仅发生在疼痛研究领域，但也许最显著的性别差异是在这一领域被发现的，因为一旦误诊，就可能会导致残酷、令人难以接受的后果。全球约有20%的人经历过慢性疼痛，其中大多数是女性。我们在前面的章节中已经提到，许多女性的特有疾病未得到诊断和治疗，有关治疗中存在盲点，所以这个数据并不令人惊讶。女性只是更有可能患上以疼痛为症状的常见慢性病。此外，还有研究表明，女性对疼痛的敏感度更高，也更愿意报告疼痛。[5] 既然如此，为什么临床前疼痛实验的标准研究对象一直是雄性啮齿动物呢？

1996年至2005年间，发表在《疼痛》(Pain) 杂志上的以啮齿动物为研究对象的临床前研究中有79%的研究只测试了雄性大鼠或雄性小鼠，另有3%的研究未说明实验动物的性别。[6]更令人吃惊的是，在包含并比较两性的研究中，研究人员有时会发现，同样的实验在一种性别中会产生统计学意义上的显著影响，而在另一种性别中却没有。这能够证实他们关于雄性动物疼痛潜在机制的假设是对的，却不能证明他们对雌性动物疼痛潜在机制的假设是对的。[7]将雌性动物纳入动物研究，这也在某种程度上成为有益研究发展的工具——因为它们可以揭示动物疼痛实验中根深蒂固的偏见。科学研究中，假设是根据先前的研究而发展起来的，一项研究检验一个假设并揭示需要进一步调查的研究问题和研究维度，科学知识就是这样积累起来的。谦虚的艾萨克·牛顿

(Isaac Newton)曾说:"如果我看得更远,那是因为我站在巨人的肩膀上。"[8]这句话就表明,科学家的工作是建立在已知的基础之上的。这就是科学研究发展的方式:科学家们不必一遍又一遍地重新发明车轮,可以借助已有的车轮向前滚动,前进到新的领域。

只是,如果我们真的需要重新发明"车轮",会发生什么?

毕竟,这句科学格言的反面也是正确的:无知也建立在无知上。如果试验中一直不包括女性,我们就会错过许多假设,也永远不会看到完整的结论、更全面的解决方案,我们发展出来的科学充其量也只是半真半假的。

我曾与佐尔格交谈过,他告诉我,动物实验研究中惯用的假设是它们之间没有性别差异。这就造成了一种双重束缚,研究人员不愿意进行唯一能挑战这种假设的研究,即同时包括雄性动物和雌性动物的实验研究。

构建针对女性身体的知识体系的解决方案是,借鉴在男性研究中观察到的差异,即关注那些实验证实对男性成立,而对女性不成立的假设。这样的方法将推动研究人员超越那些原本被认为是普遍适用的生物学机制,即仅由激素调节的机制,而根据女性的特定条件来深入理解她们的疼痛管理机制。

回到佐尔格的实验,该实验以证据表明,雄性小鼠和雌性小鼠具有两种完全不同的神经回路。疼痛以多种方式发生,会通过不同的神经通路。例如,有一种疼痛是热的东西导致的即时反应。或者,也存在着一种长期的、慢性的疼痛,这种疼痛甚至可能在最初的伤害痊愈后仍持续存在。这种慢性疼痛可以表现为对其他非疼痛刺激的过度敏感，如佐尔格实验中的小鼠表现的那样。在2009年的实验中，佐尔格和莫吉尔研究了一种由炎症引发的慢性疼痛模型。

神经系统中有一种叫作小胶质细胞（microglia）的免疫细胞，传统上认为，这种细胞的作用是向神经元发出信号，是引起痛觉超敏反应（pain hypersensitivity）的唯一机制。然而，当佐尔格和莫吉尔将一种细菌分子注射到小鼠的脊椎中以激活小胶质细胞时，他们发现，这仅引发了雄性小鼠的炎症，而雌性小鼠未出现炎症。雌性小鼠体内的小胶质细胞保持无反应状态，这解释了为什么用茸毛触碰小鼠的爪子时雌性小鼠没有像雄性小鼠那样的反应。

为了进一步探究，这对搭档随后转而研究了他们预期会对雄性小鼠和雌性小鼠同时产生影响的疼痛源。他们损伤了实验动物的坐骨神经（sciatic nerve），这是一类从腰部一直延伸到每条腿的神经。损伤会导致一种慢性疼痛，当身体的疼痛探测系统被损坏时，就会发生这种疼痛。它会导致雄性动物和雌性动物都对触觉变得过度敏感。然而，即便在这种情况下，性别差异依然存在，研究人员再一次发现，小胶质细胞似乎没有在雌性小鼠的疼痛中发挥作用。佐尔格的研究表明，通过不同方式阻断小胶质细胞均只能消除雄性小鼠的痛觉超敏反应。

后续实验表明，雌性小鼠依赖一种与雄性小鼠不同的免疫成分来进行慢性疼痛反应，这种成分被称为T细胞（T cell）。佐尔格在缺乏T细胞的雌性小鼠身上进行同样的神经损伤实验时，发现它们对茸毛触碰也变得过度敏感了，这次是通过小胶质细胞传递的信号。研究人员将T细胞重新引入这些雌性小鼠体内后，发现它们又恢复了对T细胞的依赖。简而言之，对雌性小鼠而言，T细胞在疼痛信号的传递中占据主导地位，优先于小胶质细胞。基于上述实验，佐尔格发现了两条不同的疼痛神经通路[9]——这是疼痛研究领域的一个突破性发现，同时也证明，由于疼痛信号传导中存在显著的性别差异，用雄性小鼠代替雌性小鼠进行实验是行不通的。

在这样的实验中仅仅用雌性小鼠来满足表面上的性别变量多样性是不够的。研究人员利用雌性小鼠来记录任何可能存在的性别差异，随后去解释这些差异。通过跟踪研究在雌性小鼠身上观察到的不同实验结果（这就像是研究人员在倾听它们用自己身体告诉研究人员的话一样），研究人员发现他们试图验证的某种机制只在雄性身上存在，而不能在雌性身上被验证。很难理解为什么男性和女性在疼痛机制上的这一关键差异花了这么长时间才被确定下来，这让人深感忧虑，这也反映出科学中的分歧可以有多大。

除了实验所发现的性别差异这一显而易见的结果之外，佐尔格还有另一个更微妙、更意想不到的发现，他称之为"男性观察者效应"[10]，即进行动物研究的研究人员的性别会影响动物的疼痛反应，这一发现令人惊讶。与女性研究人员相比，在男性研究人员在场的情况下，小鼠更不容易表现出疼痛，而且这种影响对雌性小鼠比对雄性小鼠更强。事实证明，雄性信息素（pheromone）会引发小鼠和大鼠的疼痛调节反应。由于在科学领域内男性研究人员的比例过高，所以这一发现意味着以往研究的实验设计中还存在另一个非常重要的缺陷,这让人们对之前几乎所有关于疼痛的研究都产生了质疑。

所有这些都表明,呼吁将雌性动物纳入实验的目的远不止是确保科学家所验证的假设可以同时适用于雄性和雌性(或者男性和女性)。当然,这一点对药品市场来说很重要,因为这意味着他们以往所生产的对男性有效的药并不总是对女性有效。佐尔格的实验要求我们走得更远,提出与以往不同的研究问题,并建立起对小鼠生理机制的另一种基本理解(就研究实践的变化而言,我们甚至可以将其视为人体生物学研究的先导),在疼痛的案例中,这种新理解将可能促成研制完全不同的药物,形成完全不同的干预措施,并且对女性更为有效。在对人类的研究中情况也是如此,纳入女性的视角并挑战以男性为标准的观念可能会,也应该会重塑整个领域,改变科学和医学的实践**方式**,而不仅仅是改变研究对象、关注的对象包括谁的问题。这样做不仅会带来更公平、更包容的科学氛围,而且会带来**更好**的科学。

佐尔格和莫吉尔的发现指向了一个令人着迷的研究维度:生物系统和环境相互作用,而这影响了身体的反应和外观。动物的性别〔由其基因、激素、发情周期、年龄或生殖阶段和特定的品种(breed)或品系(strain)共同定义〕,以多种方式与环境的各个方面(包括动物之间的社会动态、饲养笼子的环境[11]、饮食[12]或房间的温度、声音、光线和气味)交互,导致动物做出不同的反应。

诸如此类的动态表明,科学家需要运用他们的批判性思维转而思考他们自己在研究中的角色,就像医生需要运用他们的批判性思维转而思考他们自己在医患互动中的角色一样。在这种情况下，研究人员不仅需要考虑他们自己的性别偏见，还需要考虑他们身体本身所带来的条件变化。如果不考虑研究人员带入实验室的各种身份维度，那么任何研究结果都不能称之为"确凿的结论"。这在科学探究中是一个有争议的观点，因为科学家接受的训练是要在研究中"隐身"。

科学的目的就是客观，为了在科研界得到认真对待，科学家必须以这种方式展示自己。在研究论文中，科学家会列出他们实验中的变量并描述他们是如何控制这些变量的，因为他们知道，这对于确保实验能够被复制来说是至关重要的。实验是可以证明某种现象的"食谱"，只要人们仔细地按照步骤操作，任何人都可以复制。实验的汇报则是对研究对象和研究过程的详细汇报，而做实验的人却被认为应该一直保持"隐身"。然而，正如我们现在所看到的，做实验的人是**谁**对实验的可复制性产生了重大影响，甚至让人怀疑实验最初证明存在的那些现象是否可信。

就像研究人员和实验大鼠、小鼠的关系一样，当我们谈到人类疼痛的治疗时，科学家也必须学会承认、描述和解释他们自己与患者的关系。就像动物实验一样，在医学中只有通过明确科学家与患者之间的关系，**通过**科学家特定的操作和观察视角，科学观察才能真正落实，但是，这些操作和视角既具有价值，又具有自身局限性。

着手研究人类性别差异的科学家表示，起作用的不仅仅是生理性别，社会性别的复杂性也在起作用。从头到尾，研究参与者和研究人员的性别之间的相互作用形塑着疼痛研究的结果。只是，要澄清科学文献中人类的性别因素和疼痛之间的矛盾还需要做很多研究。

1991年有一项开创性的研究，其结果从传统的性别角色的角度来看似乎是可以预见的：当男性研究人员开展试验时，女性研究参与者会打出较高的疼痛评分；而当女性研究人员开展试验时，男性研究参与者会打出较低的疼痛评分。[13]（看来，即使在这种科学环境中研究参与者也屈从于其社会化性别角色：女性研究参与者陷入"少女"角色，向男性研究人员表演她们的痛苦；而男性研究参与者在女性研究人员面前则倾向于表现出男子气概刻板印象中"坚毅"的一面。）

其他此类研究大都表明没有发现这种相互作用。[14]但另一项研究却显示发现了同样的男性效应，不过该研究报告称在由男性研究人员进行的试验中，女性研究参与者表现出更高程度的疼痛耐受性。[15]有趣的是，2004年的一项后续研究表明，如果研究人员是地位较高的教师而不是学生，那么两性的疼痛耐受程度都会提高。而另一项研究则显示，与女性研究参与者相比，这种效应在男性中更为明显。[16]还有一项极具创新性的疼痛研究，这项研究显示，当由"更男人"的男性研究人员进行试验时，男性和女性参与者对急性疼痛的敏感性都较低。由女性研究人员进行试验时，这种敏感性则相对较高。而由"更女性化"的男性研究人员进行试验时，女性参与者报告了更高的疼痛敏感性。[17]另一项研究表明，当有男性朋友陪同时，男性对急性疼痛的耐受程度显著提高；而对女性来说，无论陪同她们的是朋友还是陌生人，都不会对测试结果产生影响。[18]

这些相互作用（其中许多还是相互矛盾的）还有待解释。研究人员仍在努力解释性别偏见、心理和生物学因素是如何相互作用以产生上述观察结果的。无论如何，这些差异还是加剧了医疗护理机会的获取和实际护理结果方面的不平等。上述研究**都**存在一个共同点，那就是都告诉我们：不要再到处宣扬"客观观察"这一概念了。2014年的一项研究表明，那些被医生认为具有更多"女性"人格特征的患者更有可能得到不达标的心血管疾病治疗。[19]这种所谓的女性气质指的是一些社会标记，比如"谁做家务"，男性做家务被认为背叛了"做家务是女性性别角色应该做的事"的观点，又比如较高的焦虑水平，焦虑常被认为与女性过度情绪化相关联。上述发现表明社会性别、非生物性质的偏见影响了医生和科学家的决定——即使是生理层面上属于"男性"的身体，只要伴随着更女性化的个性，也会受到医疗系统的性别歧视。这些研究还得到了其他类似研究的证实，例如，美国医院急诊科报告称，有急性疼痛症状的女性比男性更难得到止痛效果最好的阿片类止痛药。即使开了药，女性也要等更长时间才能拿到药。[20]急诊科的女患者也不如男患者受重视。[21]这样的现象并不只会在美国的医院出现。2014年瑞典的一项研究也表明，一旦进入急诊室，女性等待就诊的时间更长，被列为危重病例的频率也比男性低。[22]然而，这类研究看起来很分散，而且经常相互矛盾。我们面临的挑战是，需要找到一种行医模式，让人们只把生理性别看作是导致个体出现不同疼痛反应的众多环境因素和社会因素中的一个变量。

改善女性的医疗保健意味着改变科学研究的方式。将雌性动物、女性的身体纳入研究是第一步,科学家还需要审视长期以来他们所使用的研究方法才能让这些身体在科学研究中切实得到应有重视和关注。这是将人性融入研究,以更多方式关注从事研究的人以及研究人员和他们的研究对象、医生和他们的病人之间的关系。

与人类学研究一样,疼痛研究人员一旦对生理性别和社会性别的研究维度展开了更充分的研究调查,他们就会发现自己正在模糊他们一直以来所理解的生物学意义上的两性分类。他们可能会发现,他们需要不同的分类方式,或至少包含更多类别的分类来指导研究。即使科学家开发出针对男性或女性特定疼痛通路的药物,这些药物仍可能忽略了不同身体之间的细微差别和差异。为了提高药物疗效,更精细的做法可能是综合考虑个体的遗传谱系、激素水平、解剖学发育等多个因素,而不仅仅是依据染色体性别制造药物,这也是对不符合生理性别和社会性别的二元性别定义的人群展开的疼痛机制方面的少量研究所表明的。

在意大利的一项研究中,研究人员调查了接受激素治疗的患者。他们发现,在47个具有男性特征但需要做个"正常女人"的人中,有11人报告转变后出现了疼痛问题。在26个有女性特征但需要做个"正常"男人的人中,有6人报告在服用睾丸素后疼痛问题有所缓解。[23]因此,疼痛通路可能是由不同性别之间的激素水平决定的。

在人的一生中,疼痛反应似乎也会随着激素水平的上升或下降而变化。仅关注生理性别的研究发现,在青春期,女孩出现疼痛症状的概率比男孩更高。然而,随着女性逐渐进入更年期,慢性疼痛发生率的性别差异开始消失。这可能是受到了女性更年期激素水平变化的影响，但目前仍不清楚这是如何造成的。

怀孕也会影响疼痛反应。对小鼠的研究表明，在怀孕早期，雌性从雌性典型的不依赖小胶质细胞的疼痛敏感机制转换为与雄性更相似的涉及小胶质细胞参与的机制。到了怀孕后期，动物似乎根本感觉不到慢性疼痛。[24]生理性别的分类并不能解释这些差异，只能一再重申存在差异。科学家们一再使用生理性别这一变量来解释相关问题，却不指出更复杂且蕴含丰富信息的动态因素，比如激素、新陈代谢以及环境似乎都在发挥作用。

在此我们看到了激素研究发展的回音，因为疼痛研究再一次向我们表明，随着科学家对女性特有的生物学知识的进一步探索，他们就会预见到一个问题，即把男女分类作为指导框架的可能性将不复存在。不同的疼痛通路似乎会在不同的发育阶段被激活，并对不同的触发因素做出反应，科学家对人一生中疼痛的描述越复杂，就越可能发现雌雄（男女）这一差异和疼痛不相关。事实上，它们说明了科学家和医务人员在实践中的偏见。生理性别和社会性别是一种工具，可以帮助我们发现科学研究中的盲点和错误观念，但更重要的是，它们把镜头聚焦到了科学家身上。

◎ 种族和性别差异

在此还有另一个重要的推论，是关于一个未被充分讨论的分类——种族，它与性别交织，放大了性别差异带来的影响。就疼痛而言，如同产前护理、产后护理、妇科治疗和心理健康支持一样,来自少数族裔和种族的女性最容易受到护理方面的不平等对待。在动物研究的情景中种族类别这一因素无关紧要,比如,若说老鼠的毛色会对它的疼痛通路产生什么影响,这听起来就十分荒谬而不靠谱。这荒谬之处也正指出了种族这种分类的虚构性质——人们把一系列的生物特征和假设聚集在一起,用它们把人类分成不同类别(即种族),为暴力的、真实的压迫和歧视辩护。

在医疗保健方面也是如此,谬见、差异和普遍且系统性的不平等也助长了对有色人种疼痛的偏见和扭曲的看法,造成了灾难性的后果。这种排斥从历史上延续至今。2016年的一项研究详细描述了一种荒谬但在医学实习生中普遍存在的观点:黑人比白人有更高的疼痛耐受性。这一观点是对19世纪奴隶主托马斯·汉密尔顿(Thomas Hamilton)的谬论的延续,即黑皮肤"更厚",其中的神经末梢更少,因此不那么敏感。[25]

一项研究对长达20年的数据进行了荟萃分析(meta-analysis),结果揭示了美国疼痛治疗中令人震惊的种族差异[26],而美国和英国的其他研究将疼痛评估与种族偏见直接联系起来,这种现象在女性身上尤为显著[27]。虽然这些不平等现象在所有医学领域中都存在,但疼痛是一个特殊的医学领域,因为疼痛可以以多种不同的方式出现,对那些不具备性别意识的医生来说,他们所施加的疼痛管理却不被干涉。举个例子,就手腕骨折而言,不同性别和种族的人都能得到同样的治疗,但初步诊断取决于患者自我报告的疼痛程度。当简单的X光片不能"证明"患者自己描述的疼痛感受时,情况就会更加"模糊"了。我们需要更精确的工具来理解与解释患者的痛苦,无论他们报告与否。

在医学中，如果不仔细审视，种族主义就会造成错误判断。一篇在2021年发表于"母亲与婴儿"（Mothers and Babies）网站上被广泛引用的报告[28]称，2016—2018年间，英国的黑人女性在怀孕和分娩期间死亡的风险是白人女性的4倍。文中列举了许多原因，包括贫困、教育或住房等方面的差异造成的潜在健康状况的累积效应。然而，该研究还表明，即使黑人和亚裔女性没有既往病史、以英语为第一语言，且具有中产阶级背景，与具有类似背景的白人女性相比，她们的结果仍然更糟糕。

种族主义进一步加剧了本已猖獗的性别歧视，让女性的问题不能被听到，也让本应向女性提问的人不能正确地询问女性问题，这在本书中已有提及。另一个关键问题是，女性报告的分娩时的疼痛普遍被忽视。美国有研究表明，这会导致有色人种女性在向医疗机构寻求疼痛缓解或处理的医疗服务时会因她们的种族和性别原因而被拒绝。[29]因此，就像性别一样，种族类别这一分类也可以作为反思和再发明的工具（但并不是说要将之作为科学事实的来源）。无休止地研究社会观念中早已根深蒂固的群体间差异是没有意义的，这只是在重申与加强科学家自以为是的偏见罢了。然而，科学家可以透过已有的种族分类来重新评估他们的研究结果和假设并开发新的研究工具，将自己的观念和个人局限性纳入当前的研究设计。

◎ 奇美拉：接近复杂、神秘的身体

在希腊神话中，奇美拉（Chimera）是一种会喷火的杂交生物，其形象通常是一头狮子，但其背上伸出一颗山羊头，尾巴尖则可能长着蛇头。奇美拉是一种雌性怪物，就像今天医学中的女性一样，在古老的父权制下的生物学领域里它被当作令人恐惧的异类，威胁着科学家自以为了解的东西。这种生物融合了狮子、山羊和蛇三种互不相干的生物类别的特征，因此在现实生活中，它必须被边缘化，被当作"神话"——它必须是不完整且神秘的，这样掌权的人类（男性）才可以用科学权威审判它的"怪异之处"。他们知道，一旦人们认真对待"奇美拉"，就会发现它并不是由多个部分拼凑而成的一个东西，而是一个独立存在的实体，要想理解它就需要多种多样的研究方法，需要多个领域的科学家共同努力。因此，他们觉得，还是固守在他们仅了解的片面现实这一"领地"上更安全，他们担心如果自己多付出哪怕一寸就会失业。人们只知道"奇美拉"的一部分，这让"奇美拉"饱受痛苦煎熬，但是有些看到了这一点的人却认为连这也是错的。最勇敢的那些科学家则尽其所能，在科学允许的范围内想尽办法了解"奇美拉"的各个部分，有些人研究"狮子"，有些人研究"山羊"。有时候他们违反了规则，会向"奇美拉"咨询，有时候则是在互相商量。他们竭尽所能，小心翼翼地逐步靠近他们各自所研究的概念的边界，直到有一天，那朦胧的边界线向他们展示了一些全新的东西。

今天，研究动物的科学家经常使用一种他们称之为嵌合体（chimera）的模型。嵌合体是一种由两组具有不同DNA的细胞组成的单一生物体。几十年来生物学家一直在将不同动物的细胞混合在一起，这经常是为了进一步了解生物体的基因在分裂和分化过程中是如何与环境相互作用的。以毛色为例，将同一种类的细胞（例如白鼠与黑鼠的细胞）放在一起可以用来测试是细胞的DNA编码决定了小鼠毛发颜色，还是与周围细胞的相互作用决定了小鼠毛发的颜色和基因表达方式。因此，科学家已经有了一个远比生理性别更好的模型来解释生物学现象。这个模型不是指向男性或女性，不是指向正常或异常的分类，更不是指向人类或怪物，而是指向一系列过程，是这些过程塑造着我们所认识的身体生物学。我的希望是，最终，科学家和社会学家会将身体理解为嵌合体，即，随着时间的推移，身体是和环境持续相互作用的产物。科学家的任务就是追踪这些过程，每时每刻身体都在变化，科学家应该具有前瞻性地"跟踪"，看看身体向我们展示了什么，而不是仅仅取巧地基于我们自认为已经知道的东西来定义身体。这样一来，生物学意义上的嵌合体就可能取代神话中的奇美拉。生物嵌合体要求科学家将注意力和关怀指向他们暂不了解的生物过程，而不是对那与他们息息相关的神秘身份抱有敌意。

第七章
心　脏

说到心碎，女人往往比男人感到更痛苦。社会和媒体可能告诉我们，这是因为女性更温柔、更多愁善感、情绪更不稳定、更反复无常、更容易被引入歧途。相比之下，在爱情中，男人被认为是吝啬的，他们把心交给了金钱和权力，最不可能交给浪漫。但这怎么可能呢？现代科学肯定知道不能接受这一点吧？的确，女人更容易心碎，但这不是因为我们情绪不稳定或易变，也不是因为这是我们内心深处有着某种本质性的生物特性，而是因为自维多利亚时代以来，科学家一直在错误地绘制心脏病学领域的图谱，在此过程中，情绪被放逐到心脏的黑暗深处，并认为情绪是需要控制的，而不是值得研究的。

所谓的"心碎综合征"发生在个体遭遇剧烈的身体压力并伴随情绪压力，如悲痛、恐惧、极度愤怒或震惊时，心碎综合征可能会引发心脏肌肉衰弱，导致心脏的左心室（left ventricle，心脏的一个腔室）异常膨大，进而影响心脏的泵血功能。这种疾病带来的生理剧痛与其所伴随的情感痛苦一样令人难以承受。它在医学上被称为应激性心肌病（takotsubo cardiomyopathy），其中的日语词"takotsubo"指的是日本的一种捕获章鱼的容器，它呈气球状，该病中受影响的心室与其相似。这种类型的心力衰竭在女性中比在男性中更普遍，尤其是在50岁以上的女性人群中。目前女性约占总病例的83%，但由于许多病例未得到诊断，女性患者占比的实际数字可能更高。[1]在某些特殊情况下女性患这种疾病的比例也比男性增加得多。[2]虽然这种疾病的确切病因尚不清楚，但目前已有研究表示抑郁症和焦虑症是与之相关的。[3]

揭示情绪压力和心脏病等生理状况之间的关系是一个棘手的议题，由于"女性具有歇斯底里的本质"这一性别歧视观念的影响，直到今天，有的医疗专业人员仍然将女性心脏病发作症状错误地归咎于压力。有一篇报道就证明了这种观念带来的"悲喜剧"一样的后果。2019年，《泰晤士报》报道，英国国家医疗服务体系批准的人工智能医生应用程序"巴比伦"（Babylon）有误诊女性心脏病发作症状的倾向。当男性和女性在应用程序里输入相同的心脏病发作症状时，给男性出具的诊断建议是"可能是心脏病发作"，随后男性被引导前往急诊室，而女性得到的建议是"可能是恐慌症发作"。该报报道说"这是歇斯底里，不是心脏病发作"，同时还配上了时任英国卫生大臣马特·汉考克（Matt Hancock）的照片，他曾称赞这款应用程序"太棒了"。[4]这一令人尴尬的结果据说是基于统计平均值，这揭示，构成这款人工智能应用程序医学诊断基础的数据中，女性数据的代表性是多么不足——即便是像心脏病发作这样常见的疾病。这是一种危险的偏见，可能会导致女性死亡人数上升。

◎ 压力与心脏病发作

女性心脏病发作症状不仅被视为压力的生理表现，女性心脏病本身也被错误地视为纯粹的心理问题，而不是生理问题。压力是女性心脏病的一个关键风险因素，观察性研究现已表明，心理因素对心脏病的病程有很大影响。[5,6]

与男性相比，女性心脏病发病风险的增加与压力、抑郁和焦虑障碍的关联更为紧密。女性普遍较低的社会经济地位使她们更容易受到压力及其对心脏健康的影响。作为女性，我们不得已的生存方式导致我们面临着更艰巨的医疗问题，而这些医疗问题又反过来加剧了现有的不平等，理解这一点既发人深省又至关重要。这也在一定程度上解释了为什么美国非裔女性比白人女性更容易受到低迷的社会经济环境的影响，她们患心脏病的风险因素更大、发病更早，而且往往更致命。[7]在过去的几十年里，虽然与心脏病相关的死亡率总体上有所下降，但对35～54岁的黑人女性而言，每年死亡率下降的速度却正在放缓，这令人担忧。[8]社会条件在心脏病中起到的作用可以帮助我们理解这一现象的原因。

工作压力和婚姻压力的叠加与女性心脏病风险的增加相关。[9]此外，精神压力与缺血性心脏病（ischemic heart disease）的联系尤为紧密，缺血性心脏病是由心脏血管狭窄引起的（在女性中更常见），而不是因为心脏动脉堵塞导致的（在男性中更常见），这种差异就很清楚地解释了为什么由社会因素引起的压力需要在医学和科学上得到承认，并且需要解决。[10]与压力相关的心脏病症状并不是歇斯底里症状带来的臆想。医学界应当扩展对心脏病的理解，并将其纳入医疗保健提供者的教育和培训中，这是当务之急。[11]

◎ 你知道的心脏是男性的心脏

超现实的应激性心肌病提醒我们，还有一些我们尚不了解的心脏问题。瓣膜因疼痛而膨胀的图像颇具冲击力，挑战着人们对心脏形状的认知，这种认知受到文化的渗透，这也同时挑战了所谓客观的、寻求真理的、善于分析的医学理念。这种挑战非常必要，因为人们自以为了解的心脏其实是"男性的心脏"，尽管可能今天的人们已经不再因此吃惊了。

英国最近一项研究使用心脏磁共振扫描（cardiac magnetic resonance，CMR，一种心脏扫描技术，可以用来进行诊断、了解各种心脏状况）揭示了男性和女性的心脏不仅在大小和形状上存在差异，甚至在质地上也存在差异。研究人员分析了心脏的左心室（负责将血液泵送到身体周围的腔室）后发现，男性的心脏肌肉纹理通常较粗，而女性的心脏肌肉纹理较细。他们还发现男性和女性的心脏在整体形状上也存在显著差异，比如男性的心肌表面积比女性的更大，即使在考虑了体形因素后也是如此。[12]

在人们开始考虑这些发现对理解复杂疾病的影响之前，女性与男性的心血管系统在大小和形状方面的差异就已经引起了人们对临床实践的反思。例如，考虑到男女的心脏大小和结构的差异，以及女性血管的直径较小这一点，那么，人们关于男性与女性健康且"正常"的血压范围(测量血液对动脉壁的作用力)是一样的这一认知是很不合理的。多年来,成年人收缩压(心脏跳动时血液对动脉壁的作用力)的正常上限一直被认为是120 mmHg。收缩压高于这个值意味着病人有患心血管疾病的风险,比如心脏病发作、心力衰竭或中风。实际上的情况是,当收缩压均为110 mmHg时,女性的血压阈值比男性的低。[13]这意味着,按照男性标准诊断时,许多高危妇女没有(在许多情况下现在仍然没有)得到充分的预防保健。

强调这些生物学上的差异并不是为了强化性别观念,甚至也不是为了强调男女之间的性别差异。这只是一个线索,能让我们走得更远,去质问医学是如何运行的,去面对这些盲点,并扪心自问:要怎样才能看到真相?将女性排除在心脏病学研究之外的不仅仅是心脏的形状,更是医学的"形状"。而按照男性标准展开的医学总是残缺的。

在过去的20年里,中年女性心脏病的发病率有所上升,而同龄男性的发病率则有所下降。[14]医学界对女性心脏病的风险因素和症状知之甚少,这导致患者和医生对预防措施、干预措施和改变生活方式的认识也不足,但这些措施在女性人生中的各个阶段都很重要。在医学实践上,过于依赖抽象的数据和图表来解读身体状况可能会使从业者对它们所反映的集体问题视而不见。我们的目光必须兼顾个体和集体。要做到这一点,我们必须关注那些被医学界忽视了的"心碎"群体的故事。我们必须对之进行探索。

心存于身,而女性身体却必须承载超出负荷的社会苦痛。社会经济条件使女性压力更大[15]，而科学和医疗机构却没能探究其中的原因。这是**社会系统**的缺陷，而不是女性的缺陷，这种社会缺陷导致了男女幸福感的差异，更让这样的差异长久地持续着。

"女性天生就有缺陷"的信念是如此理所当然，我们将责任归咎于女性，却不说这一切是辜负她们的社会结构造成的。医学就靠着这种观点以它一贯的方式发挥作用，在它已经完善的研究领域中继续发展，更进一步提升男性科学家和男性身体的地位。女性并不是天生压力就更大，也不是天生情绪就不稳定和天生身体更差。医学让她们失望，文化让她们失望，社会让她们失望——所以她们的心脏也让她们失望了。

我们听到的关于心脏的故事通常和工作或婚姻压力对心脏瓣膜的影响没多大关系。在医学和整个文化中心脏病是极为常见的。我们可以看到，在心脏病学（Cardiology）这一领域，媒体非常明显地展现了医学中存在的性别偏见。我们有多少次在医疗电视剧中看到心肺复苏术（cardiopulmonary resuscitation，CPR）？一位病人躺在担架上被送进急诊室，一位医生带着他的除颤仪勇敢地走进来，施以挽救生命的电击，使心脏恢复跳动。我们还听到医生说出"远离病人"（stand clear）这样的话。技术加以辅助，天才和蛮力联合，就此拯救了世界。"电视心脏病"（The Television Heart Attack）就是对这种超男性化环境的极端再现，传递出关于男性和女性以及医学的信息。这些场景反映了医学界男性比例过高的现状，而且这些场景中的病人通常是男性。事实上，2017年的一项综述研究分析了主流媒体对心脏病的报道方式，结果显示，媒体所呈现的形象是：具有患病风险的主要是从事高薪职业工作的白人男性。[16]当然，这完全是对心脏病患病率的歪曲。尽管心脏病长期以来被认为是男性的疾病，但在欧洲和美国，目前心脏病仍是女性死亡的第一大原因。

2014年有一项关于除颤在电影中的表现的研究，研究者指出，这些媒体描述不利于公共教育。[17]不仅娱乐杂志，甚至连公共信息材料中都几乎没有出现过关于女性心脏病的内容，这也难怪女性大多不知道心脏病的风险或症状。美国心脏协会（American Heart Association，AHA）进行的一项调查显示，只有大约一半的受访女性知道心脏病是女性死亡的主要原因（直至本书写作时也是），只有13%的人认为心脏病是她们最大的个人健康风险。[18]

其他研究表明，女性似乎更担心患上乳腺癌，尽管每年死于心脏病的女性人数是乳腺癌的6倍。怎么解释这种现实与认知的分裂？在一项对1524名女性展开的调查中，参与者说，在媒体上看到的乳腺癌报道明显多于心脏病报道。当然，这是因为乳腺癌被认为与女性有关。该调查还对与心脏病和乳腺癌相关的文章和广告进行了定量内容分析（quantitative content analysis），结果显示，与乳腺癌相关的文章和广告量是心脏病相关文章和广告量的5倍。[19]

文化塑造了人们的观念，而流行文化传递了一个明确但不正确的信息：只有男人会发生心脏病。

电影和电视中展示的高度先进的技术已经成为公众熟悉的前沿医学形象的一部分。它反映了医疗专业人员、电影制作人和整个社会都持有的"性感科学"观念——最好的科学是技术先进的科学，而技术究竟是如何被使用的则很少被考虑。我们已经看到"性感科学"是如何被含蓄地用来为追求建立在现有科学知识基础上的研究问题的合理性进行辩护的，以此产生可以推进个人职业生涯发展的前沿技术。在心脏病发作的例子中，无数以医院为背景的电视剧中所展示的技术通常只在男性患者身上使用，完全不考虑同样的技术在另一种身体上的有效程度有多少。这是一个值得一问的问题，因为在我们熟悉的以医院为背景的老套电视剧剧情中，我们总是会看到医生用除颤仪进行电击，总是在展示一种只对男性有效的技术手段。女性的心脏问题和男性的心脏病中常见的动脉阻塞不同，有着不同的症状和原因，因此需要不同的治疗方法。

◎ 马斯教授与女人的心脏

在一种以男性为标准的社会文化背景下，技术革新无论达到何种高度都未曾真正惠及女性身体，因为在心脏研究的传统叙事中，女性往往被忽略。我们真正需要的是文化科学层面上的变革，我们需要用全新的叙事来打破旧有的语义界限。在这场变革中，推动者和主角是一位女性英雄——安吉拉·马斯（Angela Maas）教授，她以坚定的信念勇敢地探索未知，走出了除颤仪研究的传统路径，坚信真正的创新在边缘领域诞生。

马斯是荷兰尼梅亨（Nijmegen）拉德堡大学（Radboud University）的心脏病学教授兼执业心脏病学家，她专注于女性心脏病领域，是最早倡导性别特异性心脏病研究的先驱之一。20

世纪90年代初,她着手深入研究女性心脏,她的博士论文主要是探讨雌激素对血管的影响,但那时她发现很难找到指导教授。许多心脏病专家告诉她,雌激素该归属于妇科医生所研究的领域。30年后,马斯教授称自己为"妇科心脏病专家",并在揭示女性心脏功能方面取得了重要的进展,她的许多工作都强调了女性特有的生命机理与心脏病之间尚未被探索的联系。

在研究过程中马斯教授很快意识到,心脏研究中一个被严重忽视的领域是更年期。更年期是女性心脏健康的关键时期。在更年期开始之前女性所分泌的雌激素具有抗炎作用,可以保护女性身体免受导致动脉硬化(arteriosclerosis)的炎症的影响,动脉硬化的症状是血管增厚,这可能导致心脏病。女性进入更年期后,雌激素水平的急剧下降减弱了这种保护作用,也增加了女性患心脏病的风险。绝经后的女性也更有可能患上其他炎症性疾病,如风湿病、甲状腺疾病和肠易激综合征(irritable bowel syndrome,IBS)。因此,像马斯教授这样的研究人员不得不努力探索心脏病学和激素之间的相互关系,因为现有科学往往忽视这些系统之间的重要联系,以至于经常将更年期的症状与心脏病发作的症状混为一谈。

在2021年的一份新闻报道中,马斯教授说:"到60岁时,几乎一半的女性都患有高血压。它会导致中年时的多种症状,如胸痛、肩胛骨之间的疼痛、潮热、失眠、心律失常……这些症状通常被错误地归因于更年期。"[20]当时,她正在评述一篇自己作为第一作者的论文[21],这篇论文不仅揭示了区分更年期症状和心脏病症状的必要性,还揭示了更好地理解两者之间关系的必要性。一旦医生了解了这种关系，他们就能提出更好的治疗建议。这在很大程度上是在衡量每种疾病的相对风险因素。

例如，尽管更年期激素疗法可能会缓解45岁以上女性的盗汗和潮热等症状，但一些研究表明，使用外用雌激素实际上可能会增加60岁以上绝经后女性患心血管疾病的风险。因此，对于心血管疾病高危人群，或有中风、心脏病发作或血栓病史的女性，更年期激素疗法可能并不适用。[22]这个问题尤其严重，因为研究显示，在更年期期间具有被称为"血管舒缩症状"（如盗汗和潮热）的女性，其患冠心病的风险也更高。这表明，那些可能从激素治疗中获得最大益处的女性也是那些心脏病并发症风险最高的女性。[23]

这些发现似乎与许多已经证明"雌激素对心脏病有保护作用"的大型研究相矛盾。科学家也对这种差异提出了几种解释，包括女性的年龄和血管内部细胞的健康状况（因为血管内部细胞一旦受损，它们就无法起到响应雌激素的作用）。[24]研究更年期和心脏病之间关系的研究指出，雌激素在心脏病中的作用尚不明确，学界对于老年女性的最佳治疗方案也缺乏共识，这使我们再次看到，医学是如何对女性生物学这种具有极大意义和作用的研究维度视而不见的。考虑到女性心血管疾病的临床发病年龄通常比男性晚7～10年，并且还是65岁以上女性死亡的主要原因，更好地理解激素与心脏病之间的关系尤为重要。

也有一些令人鼓舞的旨在揭示更年期和心脏病之间关系的研究，但它们也表明，总体上来说，我们需要了解女性生命周期中关键生理事件对其心脏健康的影响。仅仅研究更年期是不够的。

我们需要更进一步，在女性生命周期的关键时刻进行干预，以预测她们未来发生心脏问题的风险。例如，越来越多的证据表明，怀孕可以作为心脏病风险的"应激测试（stress test）"。在孕期患有高血压相关疾病的女性未来生活中患高血压或心脏病的可能性更高。[25] 患有胎盘综合征（Placental Syndrome）的女性，如子痫前期（pre-eclampsia，定义为怀孕20周后或怀孕后出现的持续高血压），如果还伴有胎儿生长不良或胎儿在子宫内死亡，她们患病的风险最大。[26]

尽管现已确定上述风险因素，但女性心脏病发作预防指南中往往不会将产科病史相关的风险因素包括在内，并且，大多数女性特有的风险因素也没有被纳入考虑。这主要是因为人们对于这些风险因素影响女性心脏病发作风险的确切原因的认识还不够清晰，还因为目前没有足够的研究证明增加上述风险因素可以提高已有指南的预测价值。[27] 然而，了解怀孕或更年期等女性特有的生理事件对心脏健康的影响方式可以为女性心脏病风险的增加提供可预测的时间表，并指明进行有针对性的检查和医疗干预的最佳时机。不过，在这样的探索过程中，科学家和医疗专业人员总会有偏离主题、迷失方向的时候，但他们也终将在这片他们必须了解的全新领域中找到答案。突破产科、妇科、内分泌学和心脏病学科边界，医疗专业人员将能够预防许多因心脏病导致的女性死亡，而现在这一比例相当高。

将医疗领域的关注点引向更年期和心脏病之间的相互作用表明，人们普遍需要质疑心脏病学的严格界限，并重新考虑心脏病学家的职责范围。学科的僵化就像血管的硬化一样，是一种高压状态，会导致系统崩溃。心脏病学如果不学会吸纳新的研究领域，就会停滞不前。只有在领域之间的边缘地带上我们才会敞开心扉，追求未知。正如马斯教授所说的那样，"这是开拓进取发生的地方"，这一观点与本书一直描绘的未来图景和探索目标产生了共鸣。

马斯教授擅长挑战她所在的学科领域的规范，一直以来她的策略就是借助跨学科领域研究所具有的倍增力量。带着喜悦，她调皮地告诉我，自己是"心脏女性主义者"。20世纪70年代，作为一名医科学生，她参与了妇女解放运动。在她作为一名执业心脏病医生的从业早期，在尚无自觉的情况下，这种捍卫女性权利的意识一直指引着她。她于1988年开始工作，但仅仅3年后，她就感觉到自己没有履行对女性患者的责任。

她说："我意识到，在我的职业生涯中，我不能继续这样为患者提供愚蠢无用的答案了。""我发现和女性患者交谈时我很尴尬，因为我从来没有回答过她们的问题。"

到了20世纪90年代初，医学期刊开始提出心脏病学中的性别差异问题。马斯教授参与了讨论并推动了这一研究浪潮的发展，但她遇到了阻力。

"人们嘲笑我，给我写恐吓信。"马斯教授回忆道，"2003年，我在荷兰开设了第一家女性心脏病门诊，那时我才发现来自心脏病学界的阻力是如此之大，真是令人惊讶。"

许多人认为马斯教授给这个领域带来了坏名声。在她的职业生涯中，她曾多次被荷兰心脏病学会（Netherlands Society of Cardiology）传讯，要求她签署信件，声明不会在报纸上谈论心脏病学中女性的困境。马斯教授拒绝了,由此被孤立。无论有多少证据表明事实并非如此,该领域的从业者仍然否认性别差异的存在。这些医生觉得女性主义关心的议题在这个领域里不该存在。

"一位医生对我说:我讨厌'性别'这个词。带着满满的厌恶感。"

她的病人使她得以坚持下去——这些女性让马斯教授意识到她的工作的重要性,引导她找到重要的问题。马斯教授打破了医生无所不知的等级模式,而把女性患者视为医疗保健的合作伙伴。正如她在新书《女人的心脏》(*A Woman's Heart*)[28]中所写的那样,在这个被忽视的心脏病学领域中,那些不再接受不适当治疗的女性患者一直是女性心脏健康领域变革的最佳倡导者。她们参与世界各地的研究项目,促进了国际指导方针的制定。

在心理学、心脏病学、内分泌学和社会学的交叉领域中揭示压力在心脏病学中的作用——马斯教授跨学科领域的研究策略不仅是一种战略,而且也是必要的。心脏病学本身无法对女性心脏健康的那些未知方面做出回应,因为这门学科是只围绕男性心脏的需求而形成的。

科学家未能探索的另一个重要领域是前文说过的"非正常"女性的心脏病患病率问题,很少有研究可以针对这样的身体提供量身订制的心血管风险预防建议。考虑到这些女性会接受性别肯定疗法(gender-affirming therapy),其中包括服用激素,它的目的是使生而有之的身体与个人性别认同相一致,这一点尤其重要,因为如上文所言,激素可能会影响心脏健康。但直到最近,对于接受了雌激素治疗的这部分女性的评估中仍然只包含血栓风险的评估。心血管疾病其他方面的评估只有在"正常"人群的范围内才会被考虑。目前在老龄"非正常"人群中发现的证据表明，与其他群体相比，"非正常"男性和"非正常"女性患各种心脏病的风险更高。[29,30]而与"正常"男性相比，接受过激素治疗的"非正常"女性患中风的风险高出80%，患血栓的风险高出335%。[31]对许多"不正常"的人来说，与其说激素疗法是一种选择，倒不如说它是一种必需品，对他们的幸福至关重要。我们应该从他们的角度出发去理解这些特定身体的特有风险，给予他们具有可操作性的建议，比如改变生活方式的建议。跟随着真实的身体和真实的需求，医学研究人员将去到那些尚未被了解的领域；摆脱男性心脏的束缚，我们将拥抱令人生畏的未知，但未知不会毁灭我们，只会改变我们。

在心脏病学领域中对"不正常"的人的讨论向我们提出了一个有关"选择"的重要问题。医学应该为人们提供选择，并扩展这些选择，应当关注身体本身，而不是目光短浅地忽视其中某些身体。

心脏病学有什么导航工具？直到最近，除了除颤仪之外，大多数心脏病学的工具还只适用于男性心脏病症状。只有在学科交叉领域的创新推动医生关注女性特定问题之后，高科技干预才能发挥其巨大的潜力。马斯教授指出了影像学技术的发展在揭示女性特有的心脏病方面的重要性。过去几十年心脏影像学（cardiac Imaging）技术的发展已经清楚地表明，两性之间冠状动脉（coronary artery）疾病症状的差异有多大。

心脏的默认模型和心脏病的症状历来都是参照男性身体来定义的,这意味着用于检测这些症状的影像学技术也更适用于发现男性特有的疾病表现。在某些情况下,它们只能显示出男性特有的症状。[32]马斯教授回忆说,20世纪80年代,唯一可用的技术是冠状动脉造影(coronary angiography),X射线可以用于识别心脏血管中的任何阻塞、扩大或病变。然而这些图像经常让医生感到困惑,因为许多患有心脏疾病的女性的心脏看起来很正常。女性患心绞痛(angina,一种预示着冠心病的胸痛)的可能性是男性的两倍,但在检查时心脏可能没有显示出任何阻塞的迹象。事实证明,诊断女性患有阻塞性冠状动脉疾病时最有效的工具并不是冠状动脉造影。患有这种疾病时血液流向动脉的通道受损(而这是女性最常见的心脏病形式),血管的反应性(即血管收缩和扩张的能力)往往才是导致女性心脏病症状的原因,而不是扫描所检测并显示的血管阻塞,血管阻塞往往是男性患心脏病的原因。[33]

诸如此类的发现有助于解释心脏病学中著名的"性别悖论"。这一悖论与急性冠状动脉综合征(Acute Coronary Syndrome,ACS)的诊断相关。ACS是由于给心脏供血的动脉发生阻塞引起的,这会导致血流受限,进而导致部分心肌功能受损或坏死。然而,对女性而言,ACS通常是由动脉中多个点变窄引起的,即使发生了动脉阻塞,阻塞的严重程度也不如男性。尽管如此,女性患有与阻塞相关的ACS时死亡率却相对较高。[34]这一悖论尚未得到完整解释,不过,对女性而言血管反应性会引发症状而不会导致阻塞,这提供了一个可能性解释。如果诊断影像不再继续专注于识别男性特有的疾病特征，就能有助于阐明这些女性特有的危险因素。

在这种情况下，各种额外的诊断技术都可以纳入临床实践，例如附加冠状动脉流量测量可以揭示血管的任何异常反应性[35]；以及影像学技术，如血管内超声（Intravascular Ultrasound, IVUS），这是一种使用声波来检测血管内部状况的技术[36]。目前，这些更先进的技术仅限于有经验的干预中心使用，尚未被纳入常规冠状动脉造影的使用之中。在此科学家应当将目光投向何方？或者更准确地说——借用当前可掌握的技术，科学家应当讲述什么样的故事？

也许前进的道路之一是以影像（指影像学技术）对抗影像（指电视电影影像）。电影和电视文化总体上将医院描绘成由男性掌握的高科技世界，而很显然，心脏病发作是男性特有的问题。心脏病学现在已经利用了影像学的力量并开始建立一个满足女性心脏需求的技术世界，它将展示女性心脏全然不同的苦痛及所需的不同治疗。

正如本书所举其他医学领域的例子中反复出现的情况一样，技术本身并不是答案。首先也是最重要的是，想要女性心脏被人们关注，我们需要重视心脏病学中的性别差异，需要来自跨领域的合作和足以重塑医学的创新，以及影像学等技术所产生的图像。这意味着要认真对待社会经济地位对女性的心理层面和现实生活的实际影响，然而，就如同在社会中一样，在这个充满性别歧视的学科中，这一点常常被忽视。

第八章
骨　骼

2018年8月，考古学家聚集在秘鲁安第斯山脉（Andes mountains）发掘出的一处墓葬周围，墓主人长眠了9000多年。出土的除了有一具似乎是成年人的遗骸，还有一套令人印象深刻的石器工具，古代猎人会用这些工具猎杀大型猎物，制作兽皮。

考古学家推测："他一定是一位非常伟大的猎人，是当时社会上非常重要的人物。"

然而，对遗骸的蛋白质等化学物质的分析表明：这是一位女性。这一发现使得考古学家重新审视先前研究过的美洲同一狩猎采集社会的墓葬[1]，结果令人震惊：在大型猎物的狩猎者中，女性的比例可能高达30%至50%。

生物学和性别研究教授安妮·福斯托-斯特林（Anne Fausto-Sterling）写道："骨头很有说服力。"[2]的确，沙土中的完整骨架会令人无比兴奋。因为在我们看来它们就像是优雅的密码，裸露的骨架中蕴含着逝者的真实信息。如前所述，通常我们的发现不仅限于骨骼。我们还会发现人工制品，这些物品中也隐藏着它们独特的线索。不过，由于这些物品是人类创造而非自然存在的，我们对其意义的解读不可避免地会受到我们自身文化背景的影响，包括我们自身所持有的性别假设。

我们已经知道，性别的生物学定义是如何被塑造的，男性和女性的社会角色和身份观念又是如何衍生出旨在维护某种标准而非最大化患者健康利益的常规医疗做法的。

要理解我们所持有的性别偏见其实就是诚实承认我们的社会环境存在的问题，并反思环境如何塑造我们对人和世界的看法。骨骼形态受其生长环境的影响，正如我们对骨骼的理解也受（社会）环境影响一样，要理解骨骼为什么会这样发育，我们必须把这两者都考虑进去。在这种情况下，学会解释我们的发现（在本例中是骨骼）就意味着我们要学会不同的解读方式，并且通常还意味着我们需要将人类代代相传的故事与其中的假设一起丢弃，再重建这个生物学框架。

◎ 骨密度、骨质疏松与性别

骨骼，记录了个体所承受的生活压力，就像科学家记录研究数据一样。考古学家最好不要像阅读和研究甲骨文一样将骨骼视为甲骨上存在的静态文字，或是认为它仅仅是一种静态记录，而应该将骨骼视为一种动态的记录，应通过它来理解古人的生活与劳作方式。骨骼是各种经历的融合，因此蕴含着丰富的意义。一个个微小的线索，如脚趾上的轻微损伤、脚踝上的骨刺、脊椎上的压迫，都能向我们透露那些骨骼主人的生活状态。遗骸可以反映出一个人是过着长时间弯腰磨谷的生活，还是过着长期徒步、奔跑和狩猎的生活。[3] 骨骼记录了环境对生物的影响，这当然包括让男性和女性做不同工作的性别分工塑造的社会环境。文化以切实的方式塑造了身体的形态。

在这里，我们可以将对性别的女性主义分析引入生物学，这样做可以提升科学研究的质量，还能增进其社会效益。我们应该**科学**地把骨骼的形成视为一种文化过程，而非单纯将其视为生理性别造成的特定结果。以骨质疏松症（osteoporosis）为例，这种疾病的特点是骨骼更脆弱，当身体骨质过度流失或骨骼生成不足的时候就会发生，一般认为这种病症在女性中更常见。近年来的研究显示，该疾病男性患者的诊断率偏低，他们接受筛查的频率也较低，并且更常患有继发性骨质疏松症（secondary osteoporosis，这种病症与衰老无关，而与潜在疾病或药物副作用有关）[4]，即便如此，已有研究仍然认为，女性的骨质疏松症患病率是男性的4倍[5]。这一观点似乎已经深入许多医疗机构之心，尽管专门针对女性展开的医学研究还很缺乏，但在骨质疏松症方面，近年来已经出现了大量新的测量方法和设备用以证明女性骨骼为什么比男性骨骼更脆弱，以及脆弱到何种程度。看起来，这一切可以说是一个颇为成功的故事。

然而，目前我们对骨质疏松症的了解表明，已有生物学研究仍然未能质疑其中隐含的性别假设的问题。这意味着骨科学已经开发出的工具仍然是在重申性别假设，重申它自以为知道的东西，如骨骼强度的性别差异，却没有去解释更复杂也对人更有帮助的问题，比如，为什么某些人群的骨骼比其他人的更脆弱？

以骨质疏松症为例，科学家使用的测量方法重申了这样一种文化观念：女性总体上比男性脆弱——她们的身体、思想、骨骼都是如此。长期以来这种观念一直存在，而且就像通过医学化"勃起功能障碍"来推销伟哥一样，由制药公司赞助的一系列"增强公众意识"的运动加剧了这一问题，这些运动强调女性骨质疏松症的发病率更高，因此更需要药物治疗。尤其是在美国，电视广告将身体脆弱、饱受病痛折磨的老年女性与活泼、有魅力的老年女性进行了对比，暗示老年女性迫切需要使用类似福善美（Fosamax）这类由追求利润的制药公司生产的骨质疏松症药物。[6]这些广告加深了"骨质疏松症是女性疾病"的观点。女性越相信这一点，就越有可能接受筛查和诊断，被开处方药的可能性就越大。

药品的营销不仅需要广告，也需要证据。在这里，我们有一个明确的例子，科学家进行了一项"预先确定好"的调查，来寻找他们想要找到的答案。福斯托-斯特林在她的综合分析中写道：将骨质疏松症视为纯粹的女性疾病，然后促使科学家开发出简单、经济的诊断方法以重申已假定存在的性别假设，骨密度便成了这样一种衡量标准。

在过去，骨质疏松症只能通过观察骨折来诊断，这导致医生在检查患者时，要么使用活体组织检查（biopsy）来观察骨骼的结构能力，要么评估他们的骨密度。随着一种叫作骨密度计的仪器的出现，骨骼矿物质密度（bone mineral density，BMD，简称骨密度）成为新的衡量标准。如果女性测得的骨密度比年轻（白人）女性的峰值参考标准低2.5个标准差，那么她就应该被诊断为患有骨质疏松症。[7]根据世界卫生组织制定的这一新标准，白人女性中骨质疏松症的患病率为18%。在整个20世纪90

年代，这种新的测量方法成为标准医疗实践的一部分。现在骨质疏松症是可以测量的，这些措施使患有骨质疏松症的女性更容易被检查出来。

但是，这个数字的误导之处在于，那些被诊断出来的"患者"不一定会出现相应症状，也可能没有经历过骨折（在过去，骨折被视为该疾病的主要指标）。无论如何，只要你的骨密度低，你就有骨质疏松症。同样令人困惑的是，骨密度并不完全代表骨骼强度——骨骼的内部结构和骨骼大小也很重要。一些骨密度高的女性可能仍面临比骨密度较低者更高的骨折风险。基于年轻白人女性展开的研究得出的骨密度参考标准也很难适用于男性、儿童和其他族裔的人群。测量骨密度的仪器和地点也缺乏标准化。

骨密度不仅称不上是一个全面且具有代表性的标准，也难以称其为解释性标准。尽管如此，它仍然是制药公司敦促女性寻求治疗的黄金标准——如果你愿意的话，它就是骨骼世界的身体质量指数（body mass index，BMI）。默克（Merck）制药公司在将福善美推向市场之前就已经推广了经济实惠的骨密度测试。该公司在美国收购了一家设备制造商，逐步提高了骨密度计的产量，同时还通过向美国国家骨质疏松症基金会（National Osteoporosis Foundation，NOF）捐款来帮助消费者找到骨密度筛查地点，还推动了免费电话服务让（那些可能被默克的电视广告吓坏了的）消费者可以就近找到骨密度筛查点。[8]这样，这个可用于检测骨质疏松症的简单技术也被科学研究所使用，科学研究开始将之作为更容易、更便宜的衡量标准。

1995年到2005年间发表的大多数研究都使用骨密度作为骨质疏松症的指标，尽管有颇具批判性的科学文献坚持认为其他更昂贵的测量方法，如体积，能更准确地测量出骨骼强度，并且，这些测量方法所提供的有关骨骼内部结构的知识为理解骨折的实际风险提供了必要的信息。[9]而现在的骨质疏松症医学诊断只是依靠特定骨密度水平来妄下断语罢了。

问题的关键不是这些女性没有得骨质疏松症，也不是药物从来没有起过作用，而是这些科学都没有尝试解释"骨质疏松是如何产生的"或者"为什么会发生骨质疏松"，因此阻碍了可能更好的治疗方法的开发。这是一种"一劳永逸"版本的科学，它假设它已经识别出了问题，一次性地解决了问题，并认为解决这个问题易如反掌。然而，正如人们已经猜到的那样，与采取预防措施并使得治疗（和诊断）这些症状的需求降低相比，治疗症状更有利可图。在一个基于性别差异假设，且由商业和文化驱动的系统中，很少有科学家在探究这些差异背后真正的原因可能是什么。

当谈到骨骼形成的性别差异时，骨密度能告诉我们的信息相当少。不仅如此，它甚至完全不涉及在人一生中数值的波动方式。例如，它并不能帮助我们理解，为什么16岁以下的白人男孩和女孩的骨密度没有差别，而16岁以上男性的骨密度却高于女性。[10]骨密度测量并不能告诉我们为什么会发生这些波动，或者这些波动是如何发生的，它只是在重申一个人们已有的观点，即女性更容易骨折。的确，女性骨折的风险高于男性，比如白人男性一生骨折的风险约为20%，而白人女性约为50%。但一旦人们（不论男性还是女性，且通常是在25岁到30岁之间）达到骨量峰值，男性和女性的骨密度都会以相同的速度下降。[11]骨密度不能解释这些差异。此外，在女性之间存在巨大的风险因素差异，男性骨折的预后则更糟糕。

在解释个体之间骨骼形成模式的差异时，更重要的是童年期和青春期的体力活动所起的作用。有些科学家使用骨密度来研究骨骼，将骨骼视为静态的符号，认为它能够反映出所有需要了解的信息；他们将骨骼简化为从地点和时间中抽象出来的数字，因为他们认为客观事实不需要具体的情境。只是，就像女猎人的骨架一样，只研究这些数字很容易错过重点，这会使人们所看到的只是已知晓的知识的反映，现在是时候发展一种不同的骨骼解读方案和能力了。

对骨骼健康来说体力活动是非常重要的环境因素之一。之所以这么说，是因为对那些从地下发现的像化石一样的超凡骨骼而言，它们在一个令人震惊的动态环境中发育，其中，身体活动扮演着重要的角色。几个世纪后，考古学家发现了某些人的骨骼，也因此可倒推出这些人的存在，在将对这些骨骼的分析载入史册之前，需要考虑的是，骨骼的发育依赖于不同类型细胞之间的相互作用，这些不同类型的细胞均与骨骼相关，它们之间的密切关系可以这样形容："生机勃勃的共舞"。

在胎儿时期，软骨（cartilage）充当了可以让骨细胞发育并形成骨骼的支架，让后者得以分泌含钙的骨基质（bone matrix），进而发展出坚硬的骨骼。分泌骨基质的细胞称为成骨细胞（osteoblast）。随着成骨细胞的生长，骨骼在生长过程中被人的体力活动施加的

141

张力和压力所塑造。成骨细胞会在某些部位沉积骨基质，而另一种类型的细胞——破骨细胞（osteoclast），可以清除过度生长的区域。在成骨细胞和破骨细胞的相互作用下，生长中的骨骼得以改变形状，这一过程被称为骨重建（bone remodelling）。在整个儿童时期，长骨[12]的长度会随着生长末端的新物质的增加而增加。这些生长部位会因为青春期激素的变化而停止生长，但骨重建却在一生中持续进行。

要理解骨骼形成的这一动态过程，关键在于认识到成骨细胞只有在承受机械应力的表面上才能形成新骨。这就解释了为什么运动是保障骨骼健康的重要措施之一，而太空失重环境或长时间卧床休息会导致骨密度下降。骨骼可能会有一定的应变（strain）阈值，只有超过该阈值的应变才能促使新骨生成。应变阈值可能会随着个体生命周期进程而变化。例如，更年期期间雌激素下降可能会将应变阈值提高，改变为更高的应变水平，从而导致机体需要非常高水平的骨应力才能刺激并促使新骨的形成。诸如此类的理论揭示，像骨密度这样对应以往基于性别划分的传统骨骼观念而生的统计数字无法全面反映社会因素（如运动形式的变化和激素的变化）对骨质流失的复杂影响，这些因素可能独立产生影响，也可能交互作用后产生影响，而且这些因素还可能以不同方式作用于不同的人群。例如，体力活动在骨骼形成中所起的作用表明，与其寻找证实女性骨质疏松症患者多于男性的指标，不如识别那些与性别相关但无法用性别解释，且可能使个体更易患骨质疏松症的生活方式因素。我们需要注意的是医学中的性别建构，并认识到这种刻板的性别建构是如何动态地与生理性别联系在一起的,以及这样的性别建构如何实实在在地塑造了身体。

我们会发现,当我们使用社会性别来探讨"文化观念是如何通过身体得以体现的"这个问题时,社会性别就可以成为一个从科学意义上来说更有用的概念。

例如,不锻炼的女孩与经常锻炼的女孩在"表现社会性别"(doing gender)方面有所不同,而这会影响到她们的骨骼和身体发育情况。许多经常锻炼的女孩可能比不运动的男孩的骨密度更高。理解骨骼形成的过程意味着我们永远不应该假设身体会简单直接地反映性别,而是应该深入探究并分析这些联系是如何通过生物学因素在社会环境中形成的。了解运动等环境因素是如何塑造骨骼的,了解人在一生中应该如何以及何时利用好这些因素,这将对预防和治疗骨质疏松症等疾病更有帮助。

想象一下,根据福斯托-斯特林基于她对该领域当下状况的深入分析所提出的建议,我们不应仅考虑骨密度这样的衡量标准,而应该研究共同影响骨骼强度的各种"系统"(包括以前未被生物学纳入考虑范围之内的社会系统)之间的相互作用。这些系统可能包括体力活动、饮食、药物、胎儿期骨骼发育、激素、骨细胞代谢及其对骨骼形成的生物力学(biomechanics)影响。其中的每一种因素都可以单独展开研究以探究它们对骨骼的影响,但是骨骼强度实际上是这些因素在整个生命周期中相互作用的结果。关键事件可能在生命周期中的某个特定时期集中发生。例如,美国的青春期女孩在童年早期通常比男孩锻炼得更少,节食更多。而严重影响骨骼发育的神经性厌食症(anorexia nervosa）等疾病也经常出现在青春期，而且这种疾病在女性中更为普遍。同样，与同龄女性相比，城市里严格遵守传统观念的犹太少女的体力活动、接触阳光的时间、牛奶摄入量都更少，她们下背部脊椎中的矿物质密度显著更低。[13]这些女性在生命的不同阶段需要不同的干预措施。

相反，在全球范围内，与那些在办公室工作的女性相比，每天在田地里工作的女性的骨骼矿物质含量和密度更高，其增加的程度与她们的体力活动量有关。同样值得注意的是，尽管田地间工作的女性患骨质疏松症的风险可能较低，但田间工作带来的并非全是好事，举例来说，她们可能需要额外关注患其他关节并发症的风险。这些差异都不能简单地归因于性别或种族，也不能以任何"有意义"的方式来机械地解释它们是如何产生的。如果医疗专业人员没有首先学会倾听患者的声音，并承认所有这些细节都可以提供重要的背景信息，那么他们就不会考虑这些差异。如果医生考虑到会影响骨骼健康的相互作用的若干因素以及它们随着时间发展而产生的累积效应（cumulative effect），就会知道在患者的整个生命周期中应该在何时以及如何进行干预。

◎ 骨骼的形成：交叉镜头捕捉原因

为了理解骨骼为什么会变成这样，我们必须将其放在具体的环境中考虑。当我们通过种族和性别的交叉镜头来观察骨骼的形成时，问题的答案就会变得特别清楚了。正如前面讨论过的，种族和性别一样，是社会建构的分类。种族也被用来阻止一切真正有意义的调查，即，为什么某些人群的骨骼会以不同的方式断裂。

种族是一个社会类别，并没有生物学意义。种族是集合了一系列特征的概念，这些特征之所以被赋予"意义"，是因为历史上人们的行为。正是压迫和殖民的动机导致人们认定这些相关联的特征和价值观在某种程度上是生物学所必需且固有的属性。这类思想的萌芽可以从美国外科医生兼人类学家乔赛亚·克拉克·诺特（Josiah Clark Nott）的工作中看到，他利用自己的科学权威为奴隶制辩护。1875年，他将奴隶描述为：在艰苦条件下适合从事艰苦劳动的生物学表现型。这凸显了在整个医学史上生物学是如何被利用的。他的目的是用有针对性的、以种族为导向的研究强化种族这样的类别划分观念，进而证明压迫制度的合理性。

使整个情况变得更复杂的是，这些论点后来真的成了社会排斥的基础，而这又进一步地塑造了贫困、污染这样的环境，让黑人和女性的身体较其他人而言更普遍地暴露在这样的环境之下。这反过来又产生了生物学意义上的后果，即使这些在社会建构的类别（如种族和性别）下观测到的生物学差异似乎真的可以和种族、性别之类的类别相对应，但实际上这些生物学差异是因为环境条件的作用而出现的，但是它们却成了文化构建的群体的一部分生物学特征。

在骨骼这方面，与乔赛亚·克拉克·诺特关于奴隶的错误观点相呼应的一些观念仍在影响着对骨骼数据的解释。例如，在临床骨科领域（orthopaedics）有一种根深蒂固的教条思想，即非裔群体的骨骼比其他族裔群体的骨骼更强壮。医学研究人员以成人骨病患者的种族和性别分类来解释他们发现的结果。与我们先前所看到的性别刻板印象一致，这些研究通常认为白人女性和亚裔女性患病风险最高，其次是西班牙裔女性，再次是白人男性和亚裔男性、西班牙裔男性，最后是黑人男性。在这些研究中，黑人女性的骨病发病率与白人男性大致相当。这种风险体系揭示了性别观念的一个误区，即不分种族，从整体上看，女性的骨骼比男性的更脆弱，然而，该领域的大量研究都清楚地表明，这只适用于"种族"内部的比较。因此，这些研究的结论可以推翻那些由性别歧视和种族主义假设所引导的研究，解开短视的衡量标准给正确的结论带来的束缚，引导这些科学家对其所使用的类别划分产生质疑。

然而，就像骨质疏松症和性别的关系一样，在医学文献中，骨骼健康的差异往往被错误地归因于种族这一生物学分类。而实际上，比较骨矿物质密度时从环境方面来解释差异才能为我们提供更为深入的理解。例如，维生素 D 的作用可能为我们提供了一个更加合理的解释框架。

在一份报告中，研究人员研究了处于育龄期内的（且非西班牙裔的）非裔美国女性和白人女性的维生素 D 水平。研究发现，42% 的非裔美国女性存在维生素 D 水平较低的问题（即维生素缺乏症，hypovitaminosis），而白人女性中患有维生素缺乏症的比例仅为 4%。[14] 此外，研究还发现，不论是非裔美国女性还是白人女性，只要是牛奶摄入量更高、生活在农村或者每周吃谷物超过 3 次的女性，其体内的维生素 D 水平都更高。另外，非裔美国女性和白人女性的维生素 D 水平都在秋季最高,春季最低;两者中肥胖女性的维生素 D 水平都较低,而服用口服避孕药的女性的维生素 D 水平则都较高。与白人女性相比,这些因素与维生素 D 水平之间的相关性在非裔美国女性身上表现出不同的强度:对非裔美国女性来说,上述每一个影响因素均达到统计学意义上的显著性水平;但对白人女性来说,只有肥胖、维生素 D 补充剂的摄入和冬季这 3 个因素与维生素 D 水平之间的关系达到了统计学显著性水平。

这表明,像农村生活或吃谷物这样的环境因素反映了非裔美国女性生活经历中的特别之处,而与白人女性的现实生活相关的则是不同的因素。这些差异不是身体中固有的内在差异,而是反映了社会中不同群体面临不同的环境条件之间的差异,这些差异在生物学上和社会学意义上都有所体现。

导致这些女性群体之间呈现差异的确切原因尚不清楚,虽然该研究论文的作者得出的结论是非裔美国女性患有维生素 D 缺乏症的风险很高,但我们真正掌握的只是一个指标,它反映着环境因素之间复杂的相互作用,包括日光照射、饮食习惯、避孕方式和激素水平,以及这些因素对人一生中的整体健康状况产生的综合影响,而这复杂的相互作用共同塑造了不同的骨骼强度。我们需要研究这些环境因素的差异对不同群体的影响。群体在社会中所处的地位不同,生活方式也就不同。

维生素 D 可以促进骨骼发育,而深色皮肤的人和浅色皮肤的人从阳光中催化维生素 D 的方式是**存在**差异的,而这将带来其他影响,例如它对体内的钙水平调节的影响和对肌肉形成的影响。

非人类灵长类动物则不需要从食物中获取维生素D，因为在机体接受了足够多的阳光时，它们的皮肤可以合成所需要的维生素D。而人类则并非如此。

我们对维生素D补充剂的需求可能源自人类向寒冷的北方地区迁移的历史，在这些地区我们需要衣服来保暖，而且在冬天的几个月里，太阳照射地表的角度太低，无法穿透皮肤。肤色会影响紫外线的吸收，因为黑色素（皮肤色素）会吸收紫外线。与浅肤色相比，深色皮肤需要6倍的时间才能产生等量的维生素D。[15] 但这并**不是**在重申人与人之间有着生物学意义上的种族差异，不是在将生活在同样地理区域、共享同样的历史背景的群体归为同一个种族。上述内容只是关于肤色的客观陈述。无论是来自哪个地理区域的人，无论被归类为哪个种族，只要是深色皮肤的人，他们产生维生素D所需要的日晒时间都是更长的。

还有一种可能是，随着人类向北迁移，人类能够耐受高乳糖浓度的牛奶与补钙需求的增加有关。乳糖不耐受基因在世界各地都普遍存在，但是居住在北方气候地区的人群中这种基因出现的频率较低。这可能抵消了由于维生素D合成减少而导致的钙损失，因为动物奶可以作为钙的来源。

当科学家们将骨骼视作静态的遗迹并对其所蕴含的信息进行解读时，他们可能会简单地认为这其中传递着基因的差异，并宣称这些骨骼表明黑人和白人之间存在种族差异。但这些骨骼真正要告诉我们的科学真相是什么呢？这在医学上对人们有什么帮助呢？今天，在北方地区，仅靠日晒就能够获得充足维生素D的人是救生员和农民。今天，即使是那些生活在赤道附近的人也可能无法产生足够的维生素D，因为他们可能会遮盖住身体来保护自己免受太阳的照射，而这可能是出于宗教或者文化的原因，也可能是因为他们在室内工作。如果深色皮肤的人移民到北方地区但仍保持着原来的饮食习惯，他们也可能会极其缺乏维生素D。[16]

越来越多的人一致认为，目前，营养性维生素D的最低日需要量太低，全世界有相当数量的人因为维生素D摄入量不足而面临健康问题。近些年维生素D的重要性再次引起了媒体的广泛关注和报道，因为人们在室内待的时间越来越长，获得的阳光也就越来越少。[17]因此，低维生素D水平是全球性问题，而不是种族性问题。医学研究中关于生物种族差异的探讨常常会延续种族主义思想，但是这样做的话，我们所能知道的信息将会相当少，同时也会一直掩盖着我们已知道的那些未知。

◎ 基因：重要与否

科学界已经反复承认种族并不是生物学中的分类，尽管科学实践中观点的转变需要很长时间才能显现出来（与社会普遍扭转观点所需的时间几乎一样长）。1999年的人类基因组计划就是一个著名的例子[18]，这是一个全球性大数据科学的新时代，强调种族是非生物性的，且遗传密码（genetic code）中没有可以证明种族这种分类的证据。人们对这个项目抱有极大的热情和期待，因为除了其他目标之外，它还承诺，有朝一日，科学家可能会开发出一种基因疗法，用健康的基因替代有缺陷的基因，从而提供一种能够真正彻底减轻人类痛苦的疗法。当然，如果科学家即将破译的生命密码能真的证明种族不是生物学中固有的属性，那么这将推动各个领域的科学家转变观念，最终不再沉迷于巩固某种社会类别，而是开始提出一些更有社会意义的问题，即，身体是如何与所处环境相互作用而发展的。

尽管科学家们确实成功地对整个基因组进行了编码，但他们后来发现结果和他们本来所设想的大为不同。首先，DNA序列和人的可见特征（表现型）之间的关系比他们最初预期的要复杂得多。事实证明，基因并不能解释人类是如何形成的，它们只是提供了一种新的语言来描述其和性状之间的相关性。科学家现在知道，基因的开关是由环境因素触发的，因此这只是更为复杂的生长发育过程中的一部分。

骨骼科学家一直渴望可以将遗传学因素与骨密度一起使用，将之作为骨密度之外的又一个无可争议的衡量标准。即使科学家们在论文中提到了有关骨骼发育的更复杂的解释，即将饮食和运动等生活方式因素包括在内，当然遗传学因素常常也被涵盖其中。仿佛遗传学是一种修饰语，可以让论文看起来更"科学"，但这么做实际上破坏了描绘更复杂图景的努力。[19]

遗传学是一种工具，可以帮助科学家了解骨骼是如何形成的，但是当这个工具被用来再一次证明历史上那些假定存在的分类类别时，我们就不会再看到任何新的东西。即便是用遗传学的新证据来解释，基于这种思路形成的解释仍是破绽百出，在人们还未发现的一切真相的重压下，它们站不住脚，只能遮遮掩掩。遗传学的解释始终如一地揭示了骨骼形成过程中各种系统间密不可分的相互作用，因为特定的基因只会在特定的情况下被激活，

第八章 骨　骼

以增加或减少骨骼生成——在过去的10年中，遗传学下的表观遗传学（epigenetics）分支已经揭示了这一动态过程。表观遗传学研究的是由基因表达的修饰引起的生物体变化，而不关注遗传密码本身的改变引起的生物体变化。该领域的出现也意味着人们开始以不同的方式解读基因。

今天，表观遗传学提供了一个框架，它可以引导科学家摆脱那种依据社会建构的类别（如性别或种族）提炼出单一生物学指标（例如基因）的思维。不仅如此，它还要求科学家去解释环境是如何与基因相互作用并塑造一个人的。"表观遗传学"这一术语是由胚胎学家兼学者C. H. 沃丁顿（C. H. Waddington）在1994年创造的。沃丁顿是"有机主义者（organicists）"，这是一群社会主义者兼科学家，致力于构建一个新的概念模型，用以阐释有机体如何从基因发展到性状，即从基因型到表现型的发展过程。这是一个相当雄心勃勃的目标，特别是在遗传学开始承诺未来将一举破解"生命密码"的背景下。沃丁顿认为胚胎学家应该利用遗传学领域的新知识来真正了解胚胎是如何发育成有机体的。

为了进一步推进自己的事业，沃丁顿拜访了画家约翰·派珀（John Piper），最终绘出一幅示意图，他认为这将促进胚胎学家和遗传学家之间的合作。他们所制作的图像是"表观遗传景观（epigenetic landscape）"。这幅后来被加以修改的画并不像大多数科学图像那样旨在描绘已知的现实，它实际上是沃丁顿所谓的"视觉隐喻"，用以表达基因和环境之间的假设关系。

下图中的小球代表受精卵，这幅图描绘的是受精卵发育成有机体的过程。在此过程中，整个景观内小球（受精卵）有多条可

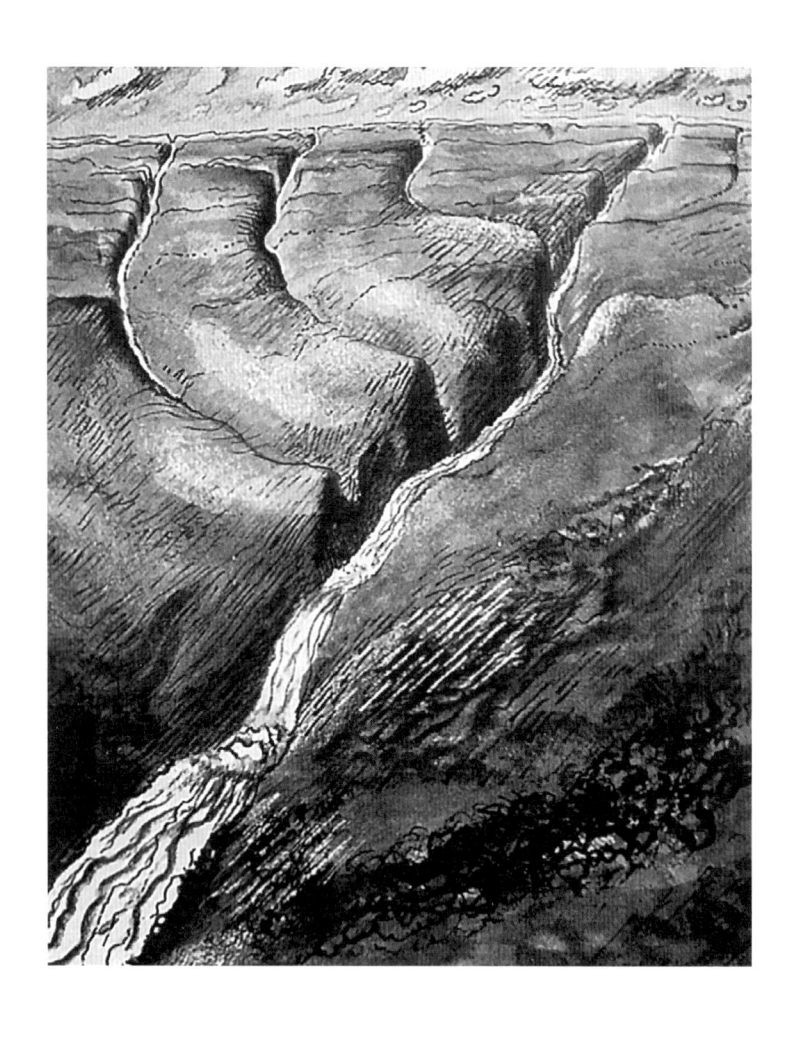

表观遗传景观的第一个版本，胚胎早期发育的视觉隐喻，代表基因和环境的相互作用，由画家约翰·派珀创作［沃丁顿，《组织者和基因》(*Organisers and Genes*)，1940 年，卷首插画］[20]

第八章 骨 骼

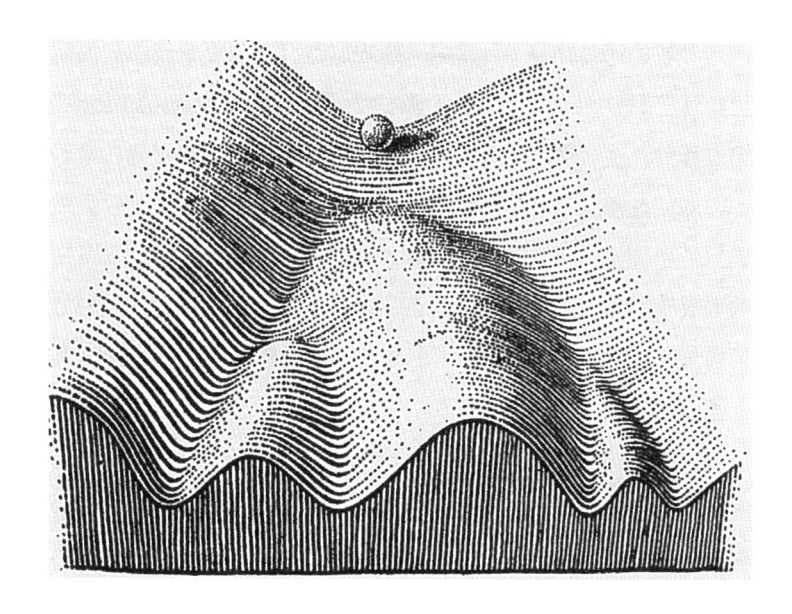

沃丁顿的第二个版本，也是最广为人知的表观遗传景观版本。小球所走的路径反映了受精卵的实际发育过程，也即它选择的路径；景观中的沟槽表示在不同的环境条件影响下小球（受精卵）所有可能的路径［沃丁顿，《基因的策略》(Strategy of the Genes)，1957年］[21]

以滚动过的可能路径——其中一些发展路径在整个景观中较为明显,沃丁顿认为,这是因为他称之为"通道化(canalisation)"的过程的存在。通道化过程可以使一些路径更牢固地显现在景观中,即使在基因和环境力量的相互作用下环境受到破坏,它仍然能保证小球按照一定的路径滚动。这是小球的路径,也即发育中的人最有可能走向的方向,但如果发生了剧烈的环境事件(如激素爆发、阳光照射或饥饿),小球就可能会越过高坡,被推往其他不同的路径。

因此,这幅图提出了一个问题——它要求科学家们根据他们所拥有的知识和可用的科学工具来解释小球是如何向不同的方向移动的。单靠基因来解释,我们能得到的信息很少——基因只能描述小球的轨迹,而不能描述它是如何出现在那里的。沃丁顿以这种最抽象的方式向科学家们提出了这个问题,他意识到,这样做是唯一能使来自各个领域的科学家都理解深入研究的必要性并同时找到共同点的方法。

事实是这样的:基因的激活是对特定饮食、特定体力活动方式、青春期或衰老导致的相关激素的变化以及许多其他因素做出的反应。与骨密度一样,基因也不能独立解释骨骼生成。表观遗传景观曾一度因为人们对人类基因组计划的热情而被抛在一边。现在它又重回人们的视野之中,要求科学家将基因作为景观的一部分来解读。隐喻的本质是它永远无法在任何确定的意义上捕捉真理,真理是开放的且是无限的,因此隐喻的意义是无穷无尽的。科学家面临的挑战是继续寻找新方法来解释同样宽泛不具体的假设关系,他们可以在如何做到这一点以及选择与谁合作方面自由发挥、尽情创造，就像激励他们这样做的这幅画作一样。这种景观也有助于骨形成（bone formation）研究的发展，为来自不同领域的科学家提供聚集在一起并寻找出路的空间，让他们对骨骼进行富有诗意的新解读，这种解读会随着时间的推移在设置了条条通道的山谷中回荡。

骨骼有力地提醒着我们，我们的身体是如何与环境相融合的。在生物学层面的生命结束多年之后，我们仍能发现这些骨骼与尘土相依偎，这些独特的"文字"揭示着它们主人曾经的独特生活样貌，这样貌清晰可辨，但仍旧依赖着这片曾经哺育它们的大地。"活的"骨骼也是如此。想想看，如果我们学会用考古学家探索遗址的思维方式来解读活着的人体内的骨骼，学会评估个人生活方式的影响，并探索个人生活方式与人们的生理机制相互作用的解释方式，我们就会发现更多知识。因此，对骨形成更复杂的理解不仅是一门好的科学，也是人类社会的一项重要探索。

第九章
癌　症

建立一个性别包容的医疗系统关系到的不仅仅是某一性别代表性提高的问题。虽然确保女性研究人员和女性医疗专业人员在其各自的领域中有足够的代表性，以及确保在临床试验中纳入女性样本，这些都是重要的步骤，但正如我们在前文中所看到的那样，从科学家提出的研究问题到他们做出的假设，性别偏见普遍存在于塑造医学领域的各种思想观念中。这些都是医学中性别偏见的真实后果——性别偏见对医学实践产生了深远且隐蔽的影响。

这些假设中最明显的一个例证是在第四章我们重新审视性学时所提到的，在那一章中，我们可以看到这种假设几乎成为医学工作方式的一部分。尽管现代医学已经有了一定的改变，但医生和患者之间仍然存在权力不平等关系，患者被定位为顺从者，而医生是最终做出决策的人。这种权力关系还延伸到整个社会的科学研究中，这一点我们将在本章中看到。在这些领域同样仍然是少数专家对影响女性的研究议程做出决策，甚至利用她们的身体材料却不让她们参与这些决策。这种做法是医疗决策中家长式逻辑模式的延伸。在本章中，我们将深入探讨癌症研究历史中一个

第九章 癌 症

令人不安的线索，我们还将提出一系列质疑：谁从科学研究中受益，谁为之牺牲，谁的贡献被认为是有价值的——而这又让谁最终获得了话语权。

2017年，艺术家卡迪尔·纳尔逊（Kadir Nelson）受HBO[1]电视网的委托，绘制了一幅纪念亨丽埃塔·拉克斯（Henrietta Lacks）的肖像画，名为《现代医学之母》(*The Mother of Modern Medicine*)，这幅画使她的名字永载史册。这幅肖像画在华盛顿特区的史密森尼（Smithsonian）国家肖像馆中最显眼的位置展出，与那些为美国前沿医学发展做出杰出贡献的科学家们的肖像画并列。在这些肖像画中，只有拉克斯不是科学家，她是一位患者。在干细胞科学诞生之初，拉克斯是一位非常慷慨的捐赠者，为医学的重大创新做出了贡献。但是，这一切都是在未经她知情同意的情况下发生的。

早在纳尔逊接受委托绘制出这幅肖像画之前，拉克斯就已然"永生"了。但她不是在国家首都中心的宏伟建筑中，而是在世界各地的实验室里，在那些地方，科学家们都在使用从她身上取出的细胞。这些细胞是她在20世纪50年代于约翰·霍普金斯医院（Johns Hopkins Hospital）接受宫颈癌治疗时被提取的，此后，她的组织样本又在她不知情的情况下——她去世后她的家人也未知情同意的情况下，被医生们捐赠给了诸多研究。拉克斯，这位非裔美国女性，于1951年去世，年仅31岁，但事实证明她的细胞具有非凡的生命力和复制能力，与她的细胞相比，你我拥有的普通细胞可能只能在有限的时间内具有这样的复制能力。

在发现这种永生能力后，研究人员将拉克斯的细胞与世界各地的实验室共享——事实证明,这些细胞是非常有用的。以前因组织样本供应有限而受限的研究现在有了一组可以无限分裂的细胞、一个永生的细胞系,研究人员可以用它们来测验自己的假设。拉克斯的细胞,也被称为海拉(HeLa[2])细胞,因为上述原因成为生物学研究中的苦力,被用于体外受精的研究,同时也是癌症、免疫学(immunology)和传染病研究的核心工具。[3]

在纳尔逊的画中,拉克斯面带平和的微笑站在那里,身着深红色的连衣裙,头戴一顶亮黄色的帽子,宛如光环环绕在她的头顶。她的双手紧紧拿着一本《圣经》,紧贴在子宫的位置上——因为这个地方象征着母性,还因为她的癌症从这里开始,也因为这里诞生了不朽的细胞系。她身后的壁纸覆盖了整个画面,壁纸上面的花纹是一个不断自我复制的六边形图案,其中包含着古老的"生命之花"的象征符号,象征着不朽与指数级的增长——这两点与拉克斯那神秘且不朽的细胞的特征相呼应。这幅画作展现了高科技时代母性的圣洁形象。

然而,画廊的绘画和雕塑策展人多萝西·莫斯(Dorothy Moss)告诉我们,这幅肖像画的实际意图在于唤起人们对医学进步背后的阴暗面的反思,激发人们对那些"对科学产生重大影响但被排除在历史之外的人"的关注。[4]如果你在画廊里驻足,花时间去欣赏这幅与众多先驱和有远见的人的肖像画并列的画,只把它看作是闪耀着美德光辉的典范,那么它几乎不能唤起你对那段容易被人遗忘的历史的反思。你必须努力观察,超越人们所熟悉的对女性美德和母性光辉的传统赞美,去发现拉克斯为孕育那个细胞系(以及它所产生的无限繁殖的可能性)所付出的生命代价。画作中，她的衣裙上缺失了两个纽扣，画家写道，这指的是"在她不知情的情况下从她的身体中提取的细胞"。她脖子上的珍珠则是在"优美"地暗示"夺走她生命的极具侵蚀性的癌症"。这些蛛丝马迹如同诱导我们踏上一条小径的面包屑，引导我们去探寻拉克斯如何在社会中被边缘化、如何因科学的名义而被剥削的故事。尽管这些痕迹仍旧存在，但在我们所熟知的关于科学进步与高科技的强大叙事之下，它们日渐模糊。（也许这是一个恰当的提醒，提醒我们，在一个对科学盲目崇拜的世界里，要把这段历史拼凑起来是多么的困难。）

也许肖像画的边缘有些磨损，但最终，当我们凝视这位完美女性温柔的双眼时，我们看到的是一位殉道者，如果考虑到她所促成的辉煌进步，她的牺牲似乎是完全值得的。于是在这样一个令人颇感欣慰的重构的故事中，人们对这故事的误读似乎也可以被谅解——人们误以为这位女性是有选择的，是自愿同意的。然而，事实并非如此。

拉克斯的社会地位低下，这一点被美国的研究和医疗系统加以利用。此系统将实验室中的白人男性身体置于白人女性身体之上，白人女性又高于黑人男性，而后黑人男性排在黑人女性之上。这种交叉性压迫使拉克斯不得不听从给她提供治疗的男性医师的安排，任由他们做出关于其癌症的临床治疗的决策，而对于她的细胞最终如何被使用，她也只能完全交由掌权的医学人士。在这个螺旋式上升的轨迹中，拉克斯在每个阶段中可做出的选择都非常有限。为拉克斯提供治疗并采集了其细胞的医院是该地区唯一治疗黑人的医疗机构。

研究人员、生物技术公司和其他公司从拉克斯的细胞中获利，但这些钱都没有回馈给拉克斯或她的家人。在她去世之后的几十年里，当科学家和医生们公开透露拉克斯的名字、向媒体分享她的医疗记录，甚至在网上公布她的细胞基因组时，始终都没有征得她（或者她的家人）的同意。[5]对拉克斯自我权利的完全漠视始于她在世时的医生会诊室，在她身体的一部分离开诊所、进入实验室、走向整个世界的过程中，这种漠视又在人们对她的身体部位所做的决定中一再重复出现。科学便以这种方式运作：它可以从拉克斯的身体中提取它所需的材料，但却并不能给她的身体提供任何帮助。科学一直允许自己利用某些类别的身体来服务于自身进步，但这些进步却不一定使那些身体受益，其所造成的影响远远不只是拉克斯和她家人这一例事件。

从某种程度上说，任何诊所的患者都是人类的实验豚鼠（guinea pig）。医学从来不是万无一失的，人们的身体也各不相同。虽然医生开出的处方药经过了广泛的临床试验，但仍有可能不起作用，或者产生危害人体的副作用，在最坏的情况下甚至会加剧病情的恶化。鉴于我们所看到的医学中的偏见，这种不确定性对某些患者群体来说更为显著——有些患者被视为研究对象，但另一些人则被视为普通患者。有些人能够比其他人更频繁地得到他们需要的治疗，而另一些人则发现等待自己的只有并非为自己设计的不成体系的、试错式的治疗方案，还非自愿地成为研究对象，不由自主地被贡献了出去。拉克斯的案例揭示了现代医学的一个悖论：在现代医学的时代里，许多治疗方案都是基于对所要治疗的身体的研究，但在研究的"对象"和治疗的对象之间存在着不平等的鸿沟。在全球范围内，这种分歧以一种陌生且日益分裂的方式再次呈现出来。

身体组织在各大洲之间流动，主要是从经济落后地区流动到经济发达的地区。就像在传统医学系统中一样，在此处，女性仍然是不受保护的，但她们又是这个日益全球化的医疗系统的重要贡献者，而这个体系却一直在为白人和男性精英服务。拉克斯的故事再次提醒我们，高科技的科学力量无法平等地惠及每一个人，社会干预的力量往往更为重要，医学研究依赖于人类的身体组织，而社会干预则可以确保医学研究与治疗能够满足这些身体组织提供者的需求，从而使之成为一个全球运转的系统。

近年来，科学家和拉克斯家族之间的关系有所发展。2013年，美国国立卫生研究院的两名代表与拉克斯的后代合作，就生物医学研究人员有限制性地获取海拉细胞的全基因组数据达成了一项协议，美国国立卫生研究院称之为"里程碑式的协议"，并"体现了美国国立卫生研究院将研究参与者视为科研事业合作伙伴的持续承诺"。[6]鉴于这些细胞可以为广大人群带来医疗效益，拉克斯家族总体上支持继续使用这些细胞进行生物医学研究，因此这一协议的达成并不奇怪。

在关于达成合作过程的报告中，作者们声称，在他们的讨论中他们已经消除了拉克斯家族对同意和隐私等问题的担忧。[7]但当我阅读了他们所写的方法之后，我发现，对于海拉细胞完整序列数据，拉克斯家族事实上只有3种选择：第一，完全公开序列数据，让整个序列可被自由使用；第二，通过数据库提供限制性访问；第三，完全禁止研究人员访问序列。

我对这种所谓的"科研事业合作伙伴"关系持怀疑态度，尤其是一个家族在其祖先的细胞被提取、使用，甚至在未经他们同意的情况下发表相关研究结果的几十年后，这个家族却只被给予了3种选择。这3个选项均由科学家提出，他们似乎掌握了所有关于"科学可能性"的知识，并有权决定哪些可能性可以被排除。在仅有的这些选择中，这个家族选择了令"所有人"都满意的妥协方案。

我认为这并不是我们需要的那种广泛、富有想象力或包容性的讨论，并不能真正地帮助我们重新思考：究竟谁该从生物医学研究中受益，以及他们该以怎样的方式受益。我觉得这个家族需要得到更多的信息才能做出可被称之为"知情的"决定，或者在与科学家讨论时可以提出新的选择方案。想要让代表性不足的群体在科学中有发言权需要的是更彻底的改革，而不是一项旨在掩盖更多裂痕的看似井井有条的"里程碑式的协议"。

话虽如此，我仍很高兴与拉克斯有关的讨论能够展开，只是我仍然怀疑这是否真正促成了患者（或研究对象）和医生（或科学家）之间权力不平衡状况的改变。尤其是因为我知道拉克斯只是某些医疗机构剥削行为的典型案例之一，除此之外，女性还以来自她们身体的生物材料为医学研究做出了巨大的贡献。医疗系统在这方面的需求不仅建立在多种形式的剥削之上，更加剧了种种剥削。

没有人能够预料到干细胞的发现所带来的医学进步：从脊髓灰质炎（polio）、血癌（blood cancer）和镰状细胞贫血（sickle cell anaemia）的治疗，到癌症诊断方法和对衰老的更深入的理解。确实，其中一些医学进步对今天的女性很有益，比如我们熟知的一个例子是，海拉细胞系曾被用于开发治疗宫颈癌的人乳头瘤病毒疫苗。

尽管其中一些发展可能改善了不少女性的健康状况，但这些进步的背后是女性在全球医疗产业中仍然被边缘化的现实，这个产业依赖于女性所贡献的身体中的细胞、组织和器官，而这些贡献通常不得不无偿进行，也往往不被认为是一种贡献。

◎ 看不见的女性

在现代蓬勃发展的干细胞和再生医学产业中，女性是重要的贡献者。这些领域是生物医学研究中的新兴领域，它们在一些发达经济体和发展中经济体（如北美、西欧地区国家以及英国、印度等）中迅速扩张。在这些领域中，女性是主要的组织捐献者，因为干细胞的获取和培养需要大量使用人类胚胎、卵子、胎儿组织和脐带血。然而，尽管这些领域依赖于女性的身体组织，但是女性自身在其中通常是隐形的，就像在其他医学领域中一样。提取这些研究材料对女性的身体来说是一种负担，它涉及对身体要求很高的临床操作，通常是在医学情境下进行，如超排卵（super-ovulation，一种用于辅助生殖的技术，使用生育药物诱导多次排卵，而正常情况下一个月排卵一次）、体外受精技术、终止妊娠或分娩。然而，无论是捐献过程还是所捐献的生物材料通常都被认为和密集劳动无关。

很多时候，这些生物材料被医疗专业人员和科学家简单地视为"剩余物"或"废品"。例如,在进行体外受精过程中,被提取出来但未使用的胚胎被称为"备用胚胎",这暗示了如果不将其捐赠给相关研究,它们就会被浪费。而那些不适合用作体外受精的"劣质"卵子被视为"废品"。女性将这些卵子捐赠给相关研究的决定通常被认为是一种道德义务,而不是一种选择——拒绝捐赠让女性感到自己是自私的,因为这样做自己就是在妨碍他人获得生育能力,毕竟这些生物材料对她们而言早已没有用处。因此,女性默默承受痛苦成为常态,她们的体力劳动被视为理所当然。

不难看出,生物医学之所以能有所获,皆因它是建立在对育龄女性的古老期望之上的。女性为了进行这些所谓的捐赠所投入的时间以及在生理上和心理上承受的压迫与做出的付出,和从事任何一种文职工作所需的努力相当,而且可以说,她们的贡献可能为全球经济带来了更多的价值(无论是作为新一代的劳动力,还是作为具有无限潜力的可用于研究和医疗的不朽的生物材料提供者),然而,在所有这些情境中,女性的生理、心理或时间投入都没有得到充分的认可,更不用说得到补偿,她们的贡献被视为理所当然,这种情况历来如此。

女性不仅被期待做出生物学上的贡献,在如何使用源于自己身体的生物材料这个问题上也没有发言权。正如我们在妇科、产科或子宫脱垂领域看到的那样,女性的沉默往往是出于羞耻感。这种羞耻感是隐性的,且往往不容易被医疗专业人员察觉,但生物医学领域确实利用了女性的道德缺陷感,迫使她们免费捐献生物材料,即使他们是无意的。例如,在英国,自1967年堕胎合法化以来,胎儿相关的生物材料就一直是从堕胎过程中获取的。因此,研究需要在堕胎手术前向女性征得同意,但现行的指导原则使她们对自己将要涉及的研究的类型知之甚少。此处存在一个隐含的价值判断:将胎儿组织捐献给干细胞研究是一种救赎行为,是对本应被视为羞耻的废品的有价值利用。作为一个生育失败的女性,至少可以通过为未来社会的健康做出贡献的方式来部分地履行她的职责。

脐带血捐献也遵循着类似的逻辑,例如以色列的Pluristem医疗公司或康盛人生(Cordlife)等公司通过广告宣传招揽孕妇为其子女开设私人脐带血存储账户。这种做法再次利用了女性作为生育者的角色,暗示她们有道德义务提供生物材料,不这样做则是不负责任的。脐带血是在分娩过程中收集的,然后女性需要每年支付费用以保留账户。当孩子或血缘相配的家庭成员需要治疗血液疾病时可以使用这些存储的血液,或者在未来干细胞疗法发展后可能可以用它来治疗其他疾病。母亲们通过投资再生医学的未来投资子女的未来,并期待从她们的金融和生物投资中受益。这相当于在商业银行中进行一种生物形式的投资,只不过用的是货币化了的新工具和治疗方法。[8]

然而,当女性的决定被描绘为道德责任或救赎行为时,我们真的能够认为她们是自愿参与生物医学研究的吗?她们的贡献是自愿捐赠还是被掠夺的商业资源?如果在全球范围内进行审视的话,我们就更会发现在女性捐赠生物材料并对生物医学做出贡献的过程中呈现出了不平等的现象,这个问题也就变得更加紧迫。例如,在发展中国家中,贫困女性常常以最低的报酬被招募到风险较高的外科手术中。虽然女性对科研贡献的价值在经济上得到了一定的承认，但总体而言医疗系统仍然是在利用现有社会经济的不平等，只给女性一点并不充足的补偿来获取她们身上宝贵的生物材料，以此维持其不断增长、不断扩张的研究需求。

现在，一些地区的女性通过超排卵捐赠卵子等行为来获取一点微薄的收入，或者将"备用胚胎"提供给干细胞研究来协商换取免费的体外受精服务。全球市场的存在已经使出售卵子成为一些从事其他形式的服务性劳动（如家务劳动）的女性获得收入的灰色途径。例如，在东欧，女性可能会将她们的卵子卖给监管更严格的体系中的不孕夫妇（如英国，在那里不允许获取或交易卵子），或者提供给干细胞研究机构使用。还有一些中介公司专门从事这类交易。

在美国，出售卵子的市场几乎完全不受监管，这导致非裔和西班牙裔美国女性经常选择把自己的卵子出售给科研机构，因为生殖市场上更偏好肤色较浅的女性的卵子。社会经济地位较低、受教育机会更有限的女性会考虑将卵子出售给科研机构，因为生育诊所更青睐拥有高学历的女性的卵子。[9]

这种现代全球干细胞和再生医学产业实际上加剧了现有的社会不平等现象。一些女性在用身体赚取微薄的报酬，甚至从事无酬的劳动，而另一些人则享受现代先进医学进步带来的益处。如今，有许多女性的处境与拉克斯类似，她们对医学的贡献不应只是被美化，而应受到质疑，因为她们的贡献没有被公开承认，也没有对那些使用了她们个人价值的研究进行任何批判性的审视。

第九章 癌症

研究人员不仅有权决定生物材料的使用方式，而且在征求研究参与者意见之前，他们就限制了后者对潜在用途的"选择"，研究人员置身于一个本质上具有强制性的体系中，他们所有的实验操作都受限于此，而这个体系还施加道德判断，要求我们所有人都为科学进步做出贡献——而科学进步这一道德事业本身从未受到质疑。正如本书中已经展示的性别差异所表明的，科学进步并不总是惠及那些用其身体为之付出最多的人。个人是否真的有义务为可能并不为他们服务的科学进步做出贡献？

不过，也不全是坏消息。

在许多方面，干细胞研究已经提高了我们对女性的认识和治疗。比如，20世纪50年代从患有宫颈癌的拉克斯女士体内提取的海拉细胞系在1984年被用来证明HPV的存在是如何引发某些类型的宫颈癌的。研究人员克隆了海拉细胞，借助这些克隆而来的海拉细胞研究人员才得以在DNA中检测出HPV的存在。[10] HPV的发现促成了第一批抗癌疫苗的开发，正如我们所看到的，鉴于大多数类型的宫颈癌是由HPV引起的，这一发现具有至关重要的作用。它使全世界16岁至21岁的女性中HPV的感染率减少了80%。这一发现对宫颈癌的预防极为有效，而也正是这癌症导致拉克斯死亡并间接促成了海拉干细胞系诞生。因此，这在一定程度上确保了科学研究的成果回馈了那些为科学进步做出贡献的身体，科学发展也转向了对这些身体而言至关重要的科学领域。

那么，是否可以说，这个故事终于圆满结束了？

不完全如此。

HPV疫苗的推行反映出全球范围内的不平等现象，这种不平等使疫苗能为那些已经处于社会经济劣势的群体带来的益处非常有限。截至2020年，只有不到四分之一的低收入国家将HPV疫苗纳入了国家免疫计划，相比之下，超过85%的高收入国家已经采取了这一措施。宫颈癌筛查项目也存在类似的差异。[11] HPV疫苗的分配和医疗整合情况表明，就目前而言，HPV疫苗的推行只对部分女性的健康来说是一个里程碑。

对海拉细胞来说，要充分发挥它们的潜力，科学研究与医疗实践就不能总是以大致相同的方式发展，这样做只是治标不治本而已。海拉细胞应该被作为一种工具，推动我在前文所描述的更深层次更全面的组织和社会改革，以重新绘制医学领域的版图。从拉克斯的子宫中提取出的干细胞将一个科学上"性感"、高科技的研究领域的诞生与这位女性的妇科健康状况直接联系了起来。这种概念上的联系鼓励着科学家重新考虑医学各领域之间的传统界限，认识到从科学的意义上说，妇科也是一个令人兴奋的领域，并且理解它与所有他们认为自己有所了解的、男性主导的科学领域都息息相关。

这并不是说现状让我们没法抱有任何希望，我们将在本书的最后一部分，即面向未来的第三部分中看到一些研究最终重新界定这些学科领域的边界的例子。然而，就HPV疫苗的历史而言，我们看到了一幅不那么乐观的画面。虽然HPV疫苗可能对宫颈癌有好处，但其不加批判的推行和应用意味着这一有前景的医学干预再次被置于陈旧的性别偏见观念上，因此科学家和医疗专业人员错过了纠正历史错误的机会。这些错误剥夺了像拉克斯这样的女性的自主性。

HPV治疗的历史是一个有趣例子，它揭示了性别歧视对医学领域的不利影响。HPV感染通常被描述为一种女性疾病，但实际上HPV是通过性传播的，这意味着男性和女性都可能感染。[12]数据显示，在至少拥有一名性伴侣的人群中，85%女性和91%男性在其一生中会感染HPV。[13]在研究HPV性传播的文献中，男性在其一生中感染HPV并成为病毒携带者的可能性实际上高于女性。[14]然而，不知何故，HPV感染被定义为"女性疾病"。

女性应对生殖健康负全责，包括对其性伴侣的生殖健康责任。这种信念是HPV"女性化"观念建立的基础，这也反映在我们对女性身体捐献的态度上。在围绕HPV展开的公共卫生运动和营销中，生殖健康议题往往被描绘为女性的专属领域。[15]女性被要求去做筛查（而男性的HPV筛查并不普遍），而事实上男性更容易感染这种病毒。这种基于性别划分的责任以及那难以摆脱而熟悉的污名化和羞耻感都不公平地落在了被当作HPV宿主和传播者的女性身上，而不是男性。[16]这些按性别划分的指责和责任伤害了所有人。

女性承担着筛查和治疗HPV相关疾病的重任，再次被赋予了一个限制了她们医疗需求的特定角色，并且她们还因此遭受羞辱而不得不屈从于"好的衡量标准"。正如我们所看到的，这种现状也让科学家没有动力探索新的研究途径，因此他们不能满足这些沉默的患者的需求。与此同时，男性也并未获得他们所需的HPV预防措施，也意识不到感染HPV可能导致的癌症风险。

◎ 性别偏见伤害了我们所有人

医学中的性别偏见不仅仅伤害了女性。它导致了糟糕的科学、糟糕的医学,它伤害了我们所有人。在宫颈癌防治方面,在性别角色分工观念的影响下,女性在预防性医疗保健方面承担了更多的责任。而这使得这种偏见态度反过来又影响了男性的健康。例如,他们对大多数癌症筛查的态度就证明了这一点,男性在所有类型的癌症上死亡率都普遍高于女性。[17]

2013年,在纽约州、马里兰州和波多黎各展开了一项关于成年人对癌症筛查态度的研究,结果显示,只有5%的女性一生中从未参加过癌症筛查,相比之下男性的这一比例高达惊人的41%。[18]男性对于参与癌症筛查和皮肤癌检查的意愿也相对较低。目前尚不清楚这是因为他们对筛查的必要性认识不足,还是因为他们预期筛查过程中会存在某种不适。当医生向他们解释了筛查的具体内容后,男性参与筛查的意愿有所提高。显然,男性在做出筛查决策时缺乏必要的信息,因此他们无法为我们的人口健康承担起应承担的责任。医疗专业人员并没有始终如一地提供这些信息,这反映了一种社会态度,即在某种程度上,预防性医疗保健行为并不是男性期望做的事。

专家掌握最终决策权的父权制医学模式也削弱了男性患者的自主性。只要信息是通过性别偏见的镜头传递的,所有患者和专家之外的人士都会受到影响。拉克斯的案例、"捐献"身体材料的女性的案例,以及那些没有获得他们所需信息以做出筛查决定的男性都是这个父权制医疗系统的一部分。这些都一再表明,在这种系统下，与患者分享的信息受到性别角色假设的影响，这些假设定义了科学家和患者、男性和女性的传统角色，却忽略了可以让他们做出选择的信息。

我们必须同等重视科学进步的实施方式及其直接的医疗益处。例如，从表面上看，HPV疫苗似乎有助于纠正由来已久的不平等现象，因为虽然拉克斯并未获得公平对待，但却无意中促成了科学领域的新发展。然而，疫苗引入时的更广泛社会条件实际上加强了女性在医疗系统中的从属地位，这最终可能会对她们的健康造成损害。

为了让干细胞发挥其医疗潜力并惠及所有身体，我们需要以更具创造性的方式使用它们，改变研究中制定决策的方式。与HPV疫苗的情况相似，干细胞行业将生殖问题变成了全人类的关注点，而不再仅仅是女性的责任。干细胞来源于生育治疗和生殖护理行业，当它被用于治疗疾病，制造身体部位和性细胞时，它推动了一个涉及患者、科学家、商业和医疗从业者的全球互联的科学产业的发展。这种研究直接且过度地使用着女性的身体组织，而女性需要对如何使用她们自己的身体材料有发言权。这种生物材料在各个行业间的流动模糊了实验室和诊所、研究和护理之间的界限，提出了我们一直以来应该问的问题，即患者在科学研究决策中的作用。仅仅要求患者同意将其细胞用于研究是不够的，为他们所做贡献的付费也是不够的。[19]现在，实验室和诊所的联系越来越紧密，医学的目标需要超越优化个人治疗的偏好（尽管这将是一个好的开始）。我们还需要考虑如何利用诊所中提取的生物材料来生产具有社会价值的科学知识，毕竟这些知识终将惠及我们所有人。[20]

在干细胞科学的时代，比以往任何时候都更重要的是，我们应该就推动研究的原则和优先事项达成一致。例如，对于那些作为治疗的一部分而捐赠并用于研究的生物材料，如果我们都同意患者应该有权决定如何使用这些材料，那么我们就需要探讨如何让公众在制定研究议程时发出自己的声音。

在生物材料使用所涉及的伦理问题和政策问题上，大多数人所掌握的知识远远达不到专家掌握的程度。这使得专家提出的预设问题可能会具有强制性，就如他们对拉克斯家族提出的问题一样。首先，人们需要被充分告知，并有机会表达他们对未来研究的希望，提出相关的问题，表达关切。其次，他们需要了解各种可能性，包括那些可能已经被科学家预先排除的可能选项，以及与之相关的伦理挑战。这些讨论需要在一个具有包容性的空间中进行，并使用易于理解的语言。最后，我们需要投入严肃的科学努力来开发能够促进公众参与科学的技术与工具，尤其是在那些最困难的领域。因为所受到的阻力表明，这些领域最缺乏互动；更重要的是，在这些领域中，那些为干细胞研究做出了最大生物学贡献的群体往往只有最少的发言权。

◎ 一种赋权的牺牲

2008年，默克制药公司发布了一则新的广告，目的是鼓励女性接种该公司研发的HPV疫苗佳达修（Gardasil）。广告视频中自信的患者"代表们"声称，接种疫苗可以增强女性的自身免疫力，保护自己免受"两种导致宫颈癌的HPV，以及两种导致其他HPV疾病的HPV"的侵害。[21]这场以"我选择"（I Chose）为名的宣传活动中是不是也回荡着一个熟悉而圣洁的声音？就像肖像画中的拉克斯一样，这些女性所承担的生殖责任被框定为一种奇怪的混合体，一种赋权的牺牲。而这对一个女性来说似乎就像母性一样自然。

在本章中，我始终在探讨的核心问题是：女性在决定自己的生物材料如何被使用方面究竟拥有多少选择权？当这些决定被视为道德义务，或者当她们的投入被视为捐赠而不被重视时，仅仅是给她们有限的选择，或者只是确保她们"事先同意、知情许可"是不够的。整个系统仍然要求女性只能以它所允许的有限的方式——生殖来为社会做出贡献。在这种系统中，女性的贡献不仅不受重视，还被视作理所当然。在这种情况下，我们不得不再次质疑默克公司广告中的女性实际上有多少自主权。

尽管女性承担着HPV筛查的责任，就像她们在异性关系中需要承担避孕和性健康的风险一样，但她们也可以从早期检测中受益，并因此有机会接种疫苗来预防相关疾病。实际上男性也同样会感染上这些疾病。HPV的案例便是当下的医学和科学所导致的真实后果之一。当下的医学和科学完全不质疑性别偏见是如何形塑其发现的，更重要的是，它们也完全不关注性别偏见是如何塑造出这一切后果的。一种只关注前沿进展而不关注实施效果的医学可能会使少数男性科学家的职业生涯受益，但最终会伤害到我们所有人。正如我们在本书中已经看到的，对性别假设视而不见的医学界也终将会无视自己的所有缺漏。在默克公司的那则广告中是看不见男性的，同时，对于HPV的性传播也只字未提。男性似乎不需要对HPV的预防负责，但这却是以牺牲他们的健康为代价的。[22]

也许，我们真正需要问的是：当医学和科学牺牲了健康和真相来支撑一套狭隘的假设时（即关于我们是谁，以及我们应该扮演什么角色的假设），作为社会成员的我们（所有人）真的被赋权了吗？

在干细胞研究的时代，随着细胞组织在各个领域和世界各地之间流动，我们比以往任何时候都清楚，我们所有人都通过医学和科学紧密相连——并且，我们的福祉和灾祸都与科研人员的发现息息相关。为了有利于所有人，我们首先要做的是，必须赋予人们选择的权利。但是除此之外我们还应该知道，真正的选择需要基于充分的信息和对可能性的范围的理解。

如果专家掌握了界定医学界重要议题的权力或划定科学中"性感"范围的权力，那么政策机构和医疗机构所讨论的共识就是不真实的。在这个很多人信奉弱肉强食的世界中，一些人的身体被供奉给另一些人，而上述这些所谓的共识对于促进公平、实现正义而言作用甚微。在尚未解答的科学问题的列表中，我们需要添加一个问题：我们如何让更多人有权在医疗和科学决策中做出选择？

第十章
卵子与精子

在我们寻找解读生物学的新方法的同时,我们还必须思考并重新书写那些我们自以为熟知的生物学故事。然而,如果说有哪个故事我们肯定不需要反思的话,那就是卵子遇到精子的故事了。卵子与精子相结合的故事其实就是一个携带人类诞生所需一半DNA(脱氧核糖核酸)的卵子如何与携带另一半DNA的精子相遇并结合的故事。在这生命诞生的重要时刻还启动了一个一直持续到女性分娩的发育过程。这是一个和岁月一样古老的故事。

我们从小就知道这个故事,故事中,主角总是精子。整个故事通常是在描述精子不畏艰险,为了能与卵子相遇参与了一场伟大的竞赛。为了让这个故事能够吸引孩子们,精子和卵子常常被拟人化,比如,勇敢的骑士拯救了无助的少女。但细胞不是人。同时,为细胞赋予一些人类的特征也影响了我们对科学探索过程的理解——以及我们对男性和女性的理解。

1991年,人类学家埃米莉·马丁(Emily Martin)决定研究人们对受精过程的描述。她将研究结果发表,题为《卵子和精子:科学如何基于性别角色的刻板印象建构浪漫故事》(*The Egg and the Sperm: How Science Has Constructed a Romance*

Based on Stereotypical Male-Female Roles）[1]，这篇论文至今仍然颇具影响力。马丁以多年来在医学生课堂上最常使用的一系列教科书为研究对象，分析了这些书中的语言使用情况。她发现，以"精子冒险记"为主题的童话故事已经渗透到了科学中，影响了科学的表达。

对卵子和精子的描述既依赖于也反映了我们文化中对男性和女性角色定义中的核心刻板印象。这些刻板印象所暗示的观念不仅仅是女性的生理过程不如男性的有价值，而且和整个医学界的普遍发展趋势所展现出来的一致，它们还暗示着女性本身也不如男性有价值。用教科书中的话来说就是：精子可以以惊人的速度产生出来，而女人生来却只有数量有限的卵子，被动地等待着随时被使用。精子是勇敢的冒险家，在恶劣的环境中完成它们的使命。相较而言，卵子则是被精子"拯救"的对象，是精子将它们从月经期间被冲走、被**浪费**的命运中拯救出来。

这个故事只是一个例子，说明女性接收到的关于她们身体的潜意识信息是多么令人惊讶、普遍和微妙。教科书和儿童读物在选择对卵子和精子的描述方式时是否也选择性地滤掉了某些内容？比如，精子的冒险是在哪里进行的？公主的城堡在哪里？精子需要面对的是哪些险恶的地形？答案当然是——女性的身体。

正如我们所看到的那样，在历史上，在医学中，不仅女性的身体**一直**被简化为其所具有的生殖能力，女性本身在科学叙述中也常常缺席。这是这类叙述的另一种功能，不仅将女性的存在从科学图景中抹去了，也给人一种错觉，让人觉得女性的生理特征与她们自身是分开的，让人觉得她们只是一种被动的载体，承载着（存在于她们体内的）一个神秘的世界，而这个神秘世界应由科学家来控制和监控，既无需向女性解释什么，更不需要为了造福女性而进行什么相关研究。受精的神奇奥秘只和婴儿有关，是科学可以观测到的一个神圣的时刻，只不过它是在女性身体深处发生的而已。

◎ 卵子与精子相遇：变化的景观

长久以来，女性身体内部发生的这个不可见的过程不仅为文化信仰所关注，也是科学研究中的受限之处。对人类来说，受精过程发生在人们无法观测到的地方，即女性子宫内，这对了解生命的最初阶段是如何出现的构成了很大的障碍。直到1978年一项新技术的出现才真正改变了这种状况。这项技术就是体外受精技术（IVF）。IVF使科学家能够在培养皿中模拟卵子与精子相遇的过程。而这一切在实验室中就可以发生。因此，女性子宫内发生的活动不再是不能被洞悉的了。

如果说医学界对女性看法的改变有一个分水岭时刻，那这个时刻肯定是女性身体的神秘之处被公之于众的那一刻。女性身体内部会发生的事情现在成了一部任何人都可以好奇地观看的电影。这会是将女性困于她身体之中的科学的终结吗？然而，在10多年后的1991年，"活跃的精子和被动的卵子"这样的信息仍在大学里被教授，仍在今天的许多文献中普遍存在——这让我们大多数人都只能戴着有色眼镜了解生殖。

将孕育生命的过程从子宫转移到实验室的可能性让人们看到

了一些希望，以为女性也将从科学研究的边缘走向中心。让人们以为，既然IVF是无可质疑的前沿研究领域，那么科学家有可能认真对待生殖，将其视作一种高科技领域，一个会使人收获声望的科研方向。还让人们以为，长期以来一直被忽略的这个领域与同样长期被忽略的女性，及人们认为其体内发生的神奇奥秘，最终会一起走向科学研究的中心。不管怎样，这应该是科学家开始从女性的视角出发来了解女性的开始。然而，事实并非如此。

IVF研究先驱们的故事已广为传颂。它特别适合用电影的方式来复述：第一幕，从显微镜下看到两个细胞相遇的惊人景象；第二幕，从女性的卵巢中取出卵子的过程；第三幕，科学家之手如何操纵这一技术。

1978年7月25日，第一个使用这项技术的婴儿出生了，她名为路易丝·布朗（Louise Brown）。这个"奇迹婴儿"的故事为国际媒体所报道。尤其是在她的出生地英国，当地报纸争相刊登了这个新生儿和她父母的照片。媒体的热烈反应可能让这项新技术背后的两位先驱即罗伯特·爱德华兹（Robert Edwards）和帕特里克·斯特普托（Patrick Steptoe）松了一口气。因为当时多家报社一直要求审查他们的工作，他们一直承受着压力。毕竟，他们所操作的不仅是前沿技术，还几乎进入一个无人踏足的领域。这项技术之前只在动物身上成功应用过，将其成功应用到人类身上无疑是一种飞跃。然而，这种对此前人们无法直接观察到的过程进行人工干预对人类婴儿未来发育产生的后果是未知的，这是有争议的。它不仅在科学界引起了分歧，也引发了许多民众的担忧。他们担心科学家们是否走得太远了，是否在对科学知识的渴求中牺牲了可能存在的生命。

让爱德华兹和斯特普托坚持下来的原因有很多,其中无疑包括推动科学认识发展。然而,他们向公众强调最多的是,IVF将为那些难以自然受孕的夫妇带来希望。它让莱斯利(Lesley)和约翰·布朗(John Brown)夫妇克服了莱斯利输卵管阻塞的难题(这意味着卵子和精子不能在莱斯利体内相遇),使她能够在长达9年的尝试之后终于可以孕育上自己的孩子。后来的事实证明,路易丝是个非常健康的婴儿,而且在40多年后的今天,她是一个健康的成年人。

鉴于围绕他们工作而生的争议,这两位研究人员同意与美联社达成协议。他们与孩子的父母也同意让政府的中央新闻署(Central Office of Information)拍摄路易丝的出生过程,并在国家电视台播出了全过程。他们还与记者彼得·威廉姆斯(Peter Williams)建立了密切的关系,这位记者制作了一部关于路易丝的纪录片,名为《致布朗夫人……一个女儿》(*To Mrs Brown... A Daughter*),并于路易丝仅6周大时在英国独立电视台(Independent Television,ITV)播出。这部纪录片详细地展示了IVF的工作原理。不过对这部纪录片的绝大多数观众来说,最重要的是,这是他们第一次看到受精那一刻是怎样发生的,其次才是第一次目睹在培养皿中发生的受精过程。纪录片的指导人是爱德华兹,拍摄则由威廉姆斯在爱德华兹的实验室中完成。

为了进行IVF,科学家会监测并预测女性的排卵过程,以便从卵巢中取出卵子。取出卵子后,将其与精子细胞一起置于一种液体(即一种培养基)中。然后让受精卵分裂几天,再将其植入女性的子宫，目的是让它在子宫内膜自行着床，从而促成妊娠。在纪录片中，观众看到爱德华兹在显微镜下检查他的卵子"收集室"里的东西，以及他如何从中取出一个卵子，并将其放入培养皿的培养基中。当然，这个受孕故事的高潮时刻是受精的时刻——一个精子英勇地来到这里，拯救他那陷入困境中已然昏厥的少女。对此，纪录片中一个极具戏剧性的特写镜头揭示了一切：爱德华兹将卵子放在移液管（pipette）中，放入培养皿里，为那关键性的一刻做足准备。然而，哪儿有什么精子竞相进入呢？人们熟悉的浪漫故事并没有展开，卵子才是移动的那个。与我们通常认为的"真相"相反，卵子向着精子主动移动。"她进去了。"爱德华兹一边说一边把卵子从移液管中释放出来。威廉姆斯以旁白解释道："在这里，这就是体外受精的过程，是人体外受孕的时刻。"

我们有了IVF，即体外受精的生殖，这标志着生殖领域的一大变革，生殖过程曾经神秘莫测，仅存在于女性子宫深处，如今却以一种科学上严谨且高度透明的方式呈现于公众视野中。旧日的主角也是今天新故事的主角——卵子和精子仍然参与其中，但现在又多了一个关键角色，即科学家之手。科学家现在密切参与了受精过程，让这个过程不再仅仅只在世界各地的卧室中悄然发生，不再仅仅只在女性的生殖系统中悄然进行。

在后体外受精时代，女性可以向科学家寻求帮助。生殖不再只发生在私人场合，也发生在实验室中。IVF使生殖成为一个严肃的科学研究领域。它在一定程度上打破了这样一种观点，即与女性生殖相关的生物学机制对科学来说深不可测，也因此不能通过医疗手段干预来服务大众。随着这种科学认识的转变，社会观点也发生了转变。正如我们将看到的，IVF使处于不同关系类型中的男性和女性都有可能拥有生物学后代，女性有可能通过精子捐献者来拥有自己的孩子，或者在更年长时也有机会成为母亲。这些技术进步带来的可能性有助于形成新的思想框架，代替原有的思想框架。在这个新的框架中，不再只有女性需要为生殖负责，女性也不再仅仅被她们的生殖能力所定义。IVF和其他生殖技术有助于促进性别角色的转变，其意义超越了生殖领域本身。IVF带来了希望：科学的新时代可能是女性医疗的新时代，也是一个医学和社会重视生殖和生育的价值的时代。

在细胞层面上，IVF使我们能够重新审视我们自以为熟知的受孕过程，揭示了我们对卵子和精子"个性"的长期误解。例如，使卵子受精的并不一定是第一个到达的精子——实际上，完成这项工作往往需要多个精子共同努力。这与传统的浪漫故事相去甚远。此外，卵子也不只是简单被动地等待精子的"插入"。

2016年，美国加利福尼亚大学伯克利分校的研究人员发现，当卵子感知到附近有精子存在时，它会释放出一些黄体酮（progesterone），这些黄体酮会激活精子尾部上的受体，给它一脚"回旋踢"，促使它在最后一段困苦的路程中游得更快。[2]卵子大量分泌的黄体酮也有助于精子的尾部突破卵子的保护层。没有这一助力，受精就不会发生。2020年，由英国曼彻斯特大学（University of Manchester）和瑞典斯德哥尔摩大学（Stockholm University）的研究人员开展的进一步研究甚至表明，卵子会"挑选"出最优质的精子。[3]当卵子被从卵巢中释放出来时，其周围的液体具有化学引诱剂的作用，包含着可能吸引基因兼容性更高的精子的化学信号。也就是说，在受孕过程中卵子起着至关重要且**积极**的作用。

这项研究还揭示了另一个与精子有关的谬误，即它们是积极的冒险家。促使卵子和精子相遇并结合的机制表明，精子并没有足够的主动性或能动意识来充当故事的主角。受精本质上是一种互动过程。精子的移动是随机的，没有明确的方向或目的。从精子的角度来看，是概率加上它们的数量优势确保了它们能偶尔接触到卵子，而卵子对结果的影响可以说是更大的。即使在这个重新诠释的浪漫故事中卵子显得更为活跃，我们也仍必须警惕这些将细胞拟人化（即赋予它们人类的特征）的行为，因为人为添加的这些想法往往带有偏见，会影响研究。如果我们坚持要拟人化，那么我们就不得不承认，精子更像是最不可靠也没有意识的穿着闪亮盔甲的骑士，而卵子根本就不需要被拯救。

在女性体外观察和操作细胞的可能性让科学家得以重新验证和审视关于卵子和精子的传统假设，然而，正如路易丝·布朗的出生到这些有关精子的新发现之间长达40年的时间差所显示的，这是一个相当缓慢的过程。关于男性和女性在求爱中的角色的观点是如此根深蒂固，以至于科学家往往意识不到世界上其实存在着他们认知之外的真相。如果我们自己也选择坚持那个错误的比喻（即精子是冒险家），那这样的假设将无处不在，如同水中的游鱼，构成了我们世界观的一部分。要揭示这些假设的错误之处，我们需要的不仅仅是实验室中新的可视化技术，更需要全新的视角。

即使在IVF发明之后，关于受孕故事的框架仍然是极其狭隘的。在科学界的地图上，培养皿的边界也圈定了科学家研究的边界。科学家便在这片与外界隔绝的真空中研究这些细胞。他们处理细胞的图像成为IVF在实验室中创造生命、带来突破性可能的标志。然而，这些图像中缺失也没有显示的，是女性的身体。

虽然IVF使得实验室内的受精成为可能，但将受精卵孕育至足月的重任依旧落在女性身上。事实上，虽然科学家之手已经介入并修改了传统的受孕故事，但IVF背后的先驱们并没有兴趣把"母亲"这个角色引入故事中，更不要指望他们会将她们描述为受孕过程中的积极角色了。正如社会学家凯蒂·道（Katie Dow）记录的那样，当科学先驱们在电视上向人们介绍这项技术时，他们小心翼翼地将自己的叙述限制在一定的范围内，坚持认为他们所讲的仍然是一个温馨的家庭故事，所有人都熟知并可相互分享。[4]他们这样做实际上仍然是在用令人安心而熟悉的语言，新编有关受孕的睡前故事哄睡观众。爱德华兹把将卵子放入培养基中的操作比喻为把它放回"家"，他向观众保证，在这个过程中卵子是"安全的"。当他在显微镜下观察卵子时，他还轻声细语地说，这是"一个可爱的卵子，一个非常漂亮的卵子"。尽管实验室的环境充满了未来感，但奇怪的是，科学家戴着手套进行操作的整个过程却和家庭场景类似。而且，对爱德华兹和斯特普托来说，为了让大部分保守的英国民众相信IVF符合他们关于核心家庭的观念，构建这种叙述框架是必要的。但也因此，IVF被定位为一种帮助传统异性关系中不孕夫妇的技术，被用来强化人们早已熟悉的故事，以进一步巩固女性的角色——女性是婴儿的载体，女性是沉默的容器。换句话说，IVF最初就被认为是和制造婴儿、巩固家庭相关的技术，而不是用来拓宽女性的选择范围或改善女性可获得的医疗护理的技术。

虽然IVF可以将受精过程从女性体内移出，但女性的身体至今仍然在整个IVF过程中扮演着关键角色。IVF的操作过程是非常具有侵入性的。它要求女性忍受包括促排卵刺激、取卵、受精、胚胎培养和移植在内的多个环节。刺激环节包括接受生育药物，通常是注射含有激素的药物以增加女性体内产生的卵子数量。女性不仅要忍受这些药物引发的各种生理和情绪影响，还要定期去医生那里进行血液检查和身体扫描，以对卵子从产生到成熟的整个过程进行监测，直至取卵时刻。取卵环节指的是一种需要麻醉的外科手术。而移植环节涉及的操作包括：将一根装有胚胎的细管（称为导管）插入阴道，经过子宫颈送入子宫，在那里释放胚胎。自路易丝·布朗出生以来的几十年里，这些技术既没有得到充分的发展，也没有被重新审视，因为使用这些技术的目的只是为了取卵和实现受孕。女性的健康只有在确保胚胎健康的前提下才会被考虑。这听起来很熟悉吧？

事实上，IVF妊娠的并发症风险更高。例如，多胎妊娠（multiple pregnancy），这种情况可能导致早产、流产、异位妊娠（ectopic pregnancy，即宫外孕，卵子在子宫外着床）、出血、感染，包括肠道或膀胱的感染或者损伤，以及卵巢过度刺激综合征（ovarian hyperstimulation syndrome，OHSS）。OHSS是对过量激素的过度反应，它会导致卵巢肿大并产生疼痛，情况严重的话可能致命。除了这些身体上的风险，选择IVF的女性还要管理期待心理带来的情绪压力，因为即使使用了IVF，仍不能保证怀孕，仍有可能期待落空。

◎ 21世纪的不孕问题

IVF自首次成功实施以来已经有40多年了，至今仍然只是一项实验性质的技术。在英国和美国，每个月经周期运用IVF的平均成功率在20%左右，而这一成功率还会随着女性年龄的增长而降低。虽然这项技术被广泛应用，但它远不是许多诊所所宣称的万无一失的怀孕方式，而且收费还很高。直到今天，在新闻和科学文章里向公众展示的体外受精图片中，女性仍然是不可见的，这反映了IVF行业忽视了这项技术对女性身体的影响。这些再次表明，科学需要审视自身的盲点，继续发展它的研究方法，以回应它声称要服务的人群的需求。一项新技术的发明或一个新现象的发现永远不应该是科学探索这个故事的终点。

与女性在IVF过程中身体要经历诸多要求严苛的程序相比，男性经历的程序相对简单。在进行人工授精时，男性捐赠者或伴侣只需要提供精液样本，然后技术人员会在培养皿中将其与卵子结合，随后监测受精卵的分裂和生长过程，直到它生长至可以被植入女性身体的程度。虽然参与体外受精的非生育伴侣的情感负担不应被低估，实际上这个领域才刚刚开始被关注，人们才意识到确实需要对之投以更多关注，但更关键的是，存在一些对女性来说能实现怀孕但侵入性较小的途径，而这些途径往往专注于精子。但因为我们未能跳出我们熟知的受孕叙事，总是认为女性的身体独自负责生育过程,所以我们完全没有充分考虑其他可能的途径。IVF流程的设计仍然是在仿照这种根深蒂固的、过时的性别劳动分工,而不是抓住技术援助创造的机会来重新构想男女如何共同分担生育责任。

那么,我们该如何重塑男性在体外受精中的角色呢?

鉴于文化传统通常将女性与生育紧密联系在一起,这导致在对男性生理机制的研究中,生育领域是少数几个相对滞后的领域之一。一些人指出,卵胞质内单精子注射(intracytoplasmic sperm injection,ICSI)技术的应用解释了为何对受精过程中精子功能进行的研究被忽视。ICSI技术于1990年首次在临床环境中成功实施,该技术是将单个精子直接注射到成熟卵子中以协助受精,尤其适用于精子功能异常的情况。虽然在精子功能异常时这种直接而原始的机械方法提供了一种变通的解决方案,但这样做也阻碍了对这些缺陷的潜在原因展开研究的可能性,进而影响了对男性不育症的了解和针对男性患者的非侵入性治疗技术的发展。精子产生过程中涉及许多尚未被充分研究的基因遗传和表观遗传缺陷,尤其是吸烟、年龄和肥胖等生活方面因素对精子DNA的影响。对这些生活方面相关因素的处理可能为ICSI技术提供了替代方案,同时也避免了ICSI技术可能带来的风险,包括流产发生率的增加、后代的健康风险,甚至将不孕不育传给后代的风险。

或许,未能超越ICSI技术是多个长期以来一直存在的错误观念共同导致的结果,包括挥之不去的"可以自然受孕的女性是侵入性手术的被动容器"观念,以及"生育问题应归咎于女性"这一并不正确、在历史上却非常普遍的观念。如果科学家和医疗专业人员不摒弃这些过时的观念，就无法意识到这些观念是如何影响到他们能观察到的东西，新技术也就无法推动真正的变革。

精子生物学这个领域的研究不仅能够增加我们对男性不育的理解，寻找到新的治疗方法来优化自然受孕，还能为那些希望怀孕的人提供除了IVF之外的新选择。识别新的精子成分，通过药物或其他方式加以改善，可能会提供一种比目前的生育技术侵入性更低（以及更便宜）的方案。在不孕不育原因尚未明了的情况下，精子检查可能会揭示出这对夫妻不孕不育的主要原因出在男性身上，因此男性就可以被视为主要治疗对象，进而改善这对夫妻的不孕不育问题。只要人们还没有研究精子在生育中的作用，被当作患者来治疗的就仍然只会是女性，即使导致不孕不育的其实可能是男性疾病。

IVF给我们带来的影响并不像我们看到的那么简单。与性别有关的旧观念仍然挥之不去，就像可怕的恶魔在低语，改变着我们所知的一切。但是，新的观念就像摩尔纹（moiré pattern）一样开始逐渐显现，只是其实践方式可能让人感到困惑。例如，当女性决定使用捐赠的精子和IVF来孕育孩子时，她们可以选择用女性的线粒体（含有少量她的DNA）嵌入卵子中。

在这里，我们是在复述受孕的故事。这样的方法实际上仍是在模仿卵子和精子结合过程中我们看到的DNA融合。你可以说这是在模仿传统的故事，它在某种程度上复制了传统的男女结合生子的模式。但以这样的方法诞生的新故事也因其独特性而改变了这一传统模式，它为我们社会的契约结构以及家庭形式带来了

187

更多可能。这将带来与以往不同的母职分工,挑战了传统观念中异性关系里的女性负责生育的想法,这将要求医疗从业人员注意这些差异,整个社会也将改变他们对女性是什么、能做什么和应该做什么的观念。

  与新闻或科学中的图像所描绘的相比,真正开创性的时刻要复杂得多。开拓和创新的影响不会局限于框架所规定的位置中,或者至少会有些力量在起作用,它们将重新建立框架,或者至少将旧框架拉扯变形,促使科学家们走得更远,去看到些新的东西。开拓和创新不只是科学家的事情,那些接受了这些技术的人也完成了开拓的任务,因为当他们利用这些技术的时候,他们重新"发明"了它们。慢慢地,我们学会了看得更远,走得更远,去拓展我们的认知边界。

PART 3

第三部分
未来的身体

改变诞生于想象之中。要想改变，首先需要想象，科学亦然。到目前为止，我们一直在努力打破过去的叙事，寻找科学和医学的新愿景，以满足所有身体之需求。我们关注未被倾听的声音，拓展我们的叙事，并要求科学家采取新的视角。寻找科学新愿景的另一个落脚点便是前沿技术——那些刚研发的或即将应用的创新。正如我在整本书中一直在论述的那样，高科技干预措施并没有将足够的关怀和注意力放到女性相关问题上。不过，其中的某些高科技干预措施是发挥想象力的绝佳工具。接下来提及的技术，既承接了现有的应用成就，又象征着未来之潜力，实在令人激动不已，这昭示着一个全新的未来图景。我们所要做的就是学习并利用这些技术。

在女性医学领域，最振奋人心的技术可能便是那些可以颠覆性别刻板印象的技术，因为这些性别刻板印象长期以来一直限制着我们对自己身体的了解。这些发明涉及生殖过程，包括诊断型卫生棉条、3D打印阴蒂、人造子宫和子宫内膜模型。这些技术发明还跨越了许多其他学科。如今，许多生殖领域的新干预措施之所以大有可为就是因为这些干预措施需要跨学科合作，这就使不同学科的科学家和医疗专家们不得不建立联系，共同解决超出他们传统职责范围的问题，超越了我们常认为可以归类为生殖问题的范围，还超越了对女性生殖功能的传统看法。例如，突然之间人们发现，子宫传递着与人体免疫有关联的信息。虽然这个发现并不直接，但这一过程确实开始帮助人们克服医学中存在的具有局限性的性别观念，并进而有助于人们在考虑到女性及与其健康相关问题的基础上重塑医学工具。

在其他一些情况中，对性别刻板印象的挑战则更为直截了当。例如，人造子宫使科学家不得不重新审视以往关于妊娠期女性身体的假设——那些与母性的自然化观念密切相关的假设。在这些情况下，质疑具有局限性的性别观念是必要的，这将有助于发展安全有效的技术，更有助于帮助社会决定如何应用这些技术。在所有这些例子中，既存在带来希望的机会，也存在太多的不利之处，长久以来以男性为中心的科学中的从业者可以利用这些新工具继续传播有害的性别观念、限制女性的自由、损害女性的健康，并阻碍科学进步。我们必须警惕这些令人兴奋的新工具被滥用的可能，与此同时，又必须对其可产生的可能性持乐观态度。可以确定的是，与体外受精技术的出现一样，这些技术证明了生殖领域绝不是科学创新停滞的地方（尽管它曾经似乎是），而是最令人兴奋和最具有创新可能性的前沿阵地，因为生殖领域的相关技术可能性让我们看到了社会进步的新愿景。

这些技术干预最终能起到的作用取决于我们如何应用它们。正如我们所见所有科学领域一样，这些工具因其所处的文化环境而具有局限性，但它们同时也向我们揭示了更多的可能性。下文的所有例子（包括器官和各种用具）都是似曾相识而又陌生的存在：过去，在父权制的医疗系统中，它们的意义已变得理所当然；但今天，新技术的发展重新创造了它们的意义，因此，它们现在呈现出不同的面貌，服务于全新的目的。这种需求的变化让我们得以重新审视我们曾自认为了解的"自然"的女性形象，我们将运用我们的想象力，跟随它们一起步入一个科技促进社会进步的未来。

第十一章
女性科技

我听过些恐怖故事。

被遗忘的卫生棉条。

我们性教育课上的老师警告过我们,如果……的话,就会有危险甚至可能危及生命。

如果让它像孤独的宇航员一样在子宫里飘浮,如果它留在那里的时间足够长,那么就可能会让人感染败血症。

尽管如此,在我十几岁出头的一个上午,在上历史课之前,出于种种原因,我还是尝试使用了卫生棉条。这并不是因为家里没有替代品。通常,我会去拿妈妈放在水槽下面橱柜里的厚卫生巾。它们令我无比放心,就像是婴儿用的尿布,就像是在我两腿之间撑起柔软的床垫,提醒着我得到了支持,很安全。然而今天,我决意将这可见的支撑物带来的舒适感抛在脑后。我要成为棉条俱乐部中的一员。

我妈妈常用的卫生棉条很普通,没有我很多同学的那么酷。显然她选择了最便宜的品牌。只是一系列包装平平无奇、达到临床标准的白色棉花棒。很实用,没有助推器,没有奢华的花卉包装,没有香味,也没有突显女孩力量的口号。这很符合我妈妈的风格。我打开盒子，拿起了其中一个卫生棉条——令我震惊的是，居然是子弹状的。我摆弄着外层塑料，尽量不撕破包装，以免里面塞紧的棉花散开。我知道它们是怎么工作的。我看过它们运作的过程，当时我哥哥的朋友把10多个卫生棉条泡在水里，然后开玩笑地把它们挂在圣诞树上。我瞪大了眼睛盯着巨大的白色棉团，试图想象这么大的东西怎样才能被放进我两腿之间的小洞里。现在，我强迫自己不去认为这是一颗嘀嗒作响的定时炸弹，不去想象这个看似无害的棉花棒有可能在我体内膨胀成一条大面包的样子。我觉得我的阴道和卫生棉条之间存在一种机械性的不兼容。

我俯下身来，试图更清楚地看到自己正在做什么。但我只看到我的手像钳子一样笨拙地拿着那个白色的东西。我很害怕会把它塞进错误的洞里。如果这么做了，会不会像我想象的那样发生些什么？我不确定，但我确定，我两腿之间的区域像是一片置身其中就倍感不安和不祥的地方。我反复检查，最终确定是下面的那个洞，肯定是下面的那个。然后，我慢慢地把那个坚实得惊人的东西推按入体内。我告诉自己：这很自然。这就是女人要做的事情。我的身体是一台机器，这个卫生棉条是一颗事先备好的螺丝钉。

不过，我的阴道不同意。当我用力推的时候，我的肌肉紧绷着，试图将我引入的异物驱逐出去。我克服不适，无视骨盆底的刺痛，但我的胸部颤动，心率飙升。我能感觉到恐慌的情绪在上升。然后，卫生棉条像是穿过了某座山脊，突然膨胀开，好像我打开了一个庆祝时用的瓶子。好像如此。

白光。

黑暗。

我醒来时,脸颊贴在浴室地板那冰冷的瓷砖上,牛仔裤落在脚踝之间,两腿之间有种奇怪的模糊感觉。我头还晕着,但我坐起身,拼命地抓住了棉条尾部的绳子,先是轻轻地拉,但我感觉棉条纹丝不动,于是我更大力地往外拉,直到粗糙的棉条不情不愿地被慢慢拽了出来。它还是原先的大小。没有指数级膨大,只在尖端透出些微粉红色。我把它扔进了垃圾桶,看了一眼手机。我迟到了。我从包里抓起一个卫生巾,贴在短裤上。我看着它,感到挫败,同时不知怎么办的感觉再次确定了:我一直在做对自己来说正确的事。我跑到学校,告诉老师我忘了时间。

对我来说,假如月经是个需要解决的问题,那么卫生棉条始终是次优的解决方案。这个方案的前提就是,要解决月经问题,就要堵住那个洞。这似乎很粗鲁,也似乎违背了月经周期的本质——流动。

NextGen Jane公司(智能卫生棉条生产商)的创始人对此表示同意。

◎ 从卫生棉条出发的新叙事

对NextGen Jane公司的里迪·塔里亚尔(Ridhi Tariyal)和斯蒂芬·吉尔(Stephen Gire)来说,卫生棉条并不是终点,不是勉强满足女性生理需求的塞子,也不是搪塞女性感受和需求的理由,而是一个开始、一个起点,可以从中开辟出拥有丰富可能性的新领域，探索出医学领域如何为所有身体开拓选择的道路。所以，不起眼的卫生棉条一下子成了热门话题。这两名生物工程师已经将卫生棉条再创造为诊断工具，可以通过月经期的经血检测出使用者是否患有某些疾病，比如子宫内膜异位症。他们还研究从使用过的卫生棉条中挤出来的经血，希望找到子宫内膜异位症的早期标志物，最终的目标是及时发现和诊断宫颈癌和各种其他疾病。

在本书的开头，我讲述了妇科医生给我的建议：通过手术切口引入内窥镜以便检查盆腔。这种随意的方式让我感到恐惧。这是目前诊断患有子宫内膜异位症的女性所需面对的一种常见的诊断程序，其特点就是——在子宫内膜以外的地方寻找子宫内膜细胞。这种手术需要患者接受麻醉，它不仅具有一定的风险，还会留下瘢痕。如果发现异常细胞，这些细胞可以被移除。然而，被诊断患有子宫内膜异位症的女性平均会有超过10年的病史，还伴随各式各样的疼痛。

NextGen Jane公司致力于预防。他们希望，在以充足的临床试验验证了经血的诊断潜力之后，他们的卫生棉条能帮助医生提早发现子宫内膜异位症。目前，他们持有的专利仅仅是一种能够挤出经血的设备，但这一工具只是一个开始，可以称之为"平台技术"，它将使他们能够在当前基础上探索诊断其他疾病，并最终实现我们迫切需要的全生命周期检测方法。

该公司还专注于预防性护理，这是本书开头章节中提到的许多最具前瞻性思维的妇产科医生的愿望。事实上，该公司的宗旨就是开发早期疾病的检测技术；有治疗的选择固然是好的，但能避免治疗则更好。这意味着诊断将被重新定义，它不再是一次性的事件，而是基于人的一生展开的一系列观察。NextGen Jane公司所倡导的是长期以来我们几乎做梦也想不到的全生命周期的医疗护理方法。（而这样的检测技术的出现使得全生命周期的医疗护理方式愈发形似"性感"科学，而这种所谓的"性感"科学曾经对女性福祉弃之不顾。）当然，问题从来不在于高科技自身有什么问题，问题只在于我们如何使用。现代科技可以为我们带来解决医学中性别偏见的高科技解决方案，前提是我们需要明白技术将永远只是实现这一过程的工具，不是什么灵丹妙药。

技术化的卫生棉条是新的医学故事的一部分，故事的节奏不同，目的也不同。卫生棉条只是一个开始，它的诊断功能不是这个故事的高潮，它只是搭建了框架，可供患者和她们可用的医疗选择持续互动。正如我们所看到的那样，重新构建医学叙事并不容易。一直以来，在依附于权力结构的文化中，男性身体被置于中心、居于最顶层，掌握权力，而医学一路走来只能不断地遇到官僚主义和思想意识的阻力。然而，当医学的故事由边缘人群、跨领域和学科的人群讲述时，我们将看到新的叙事是如何悄然生成的，它将通过对人们熟悉的心脏、卵子、精子或女性生殖器的图像做出细微调整重新呈现相关的生物医学概念，并揭示出我们的观念是如何发生变化的。这向我们表明，我们自以为知道的东西远不止这些。而本章所讲的这种卫生棉条也是可以带来这种变化的例子。这种狡猾的小东西夹带了许多新的可能性。但这一次，它不只是吸收了经血，在一个沉默的女孩体内膨胀和上升，而是吸收了一些前沿科学领域的成果，打破了一个领域陈旧的边界。

第十一章　女性科技

2016年，丹麦企业家艾达·蒂恩（Ida Tin）称NextGen Jane公司的产品是新型女性保健产品，属于"女性科技（femtech）"浪潮的一部分。蒂恩于2013年与他人联合创建了BioWink GmbH有限公司，总部位于柏林，开发了一款月经保健方面的手机应用程序Clue，蒂恩任首席执行官。这是顶级职业女性选择继续从事护理工作的另一个例子。蒂恩创造了"女性科技"这个词以减轻男性在讨论失禁和月经等问题时产生的不适感。这样，正如蒂恩在2018年极客（Geekettes）小组讨论中解释的那样："……投资者可以说，'我的投资组合中有四家女性科技公司'，而不是'我有一家专门解决女性穿着裤子小便问题的公司'。男性投资者很难这样说出口。"[1]

蒂恩认为，让男性"舒适"地讨论有助于提高女性福祉的技术，这是一种务实的选择。一方面我钦佩她，因为，不论如何，她都将重要的女性健康问题一点点地带入一个男性主导的行业，也因为她努力在那个行业体系内实现她的目标。另一方面，我感到愤怒，我认为这种愤怒是必要的。其中的风险在于，采用"女性科技"这样的说辞不仅仅是具有安抚作用并将产品偷偷带入投资者的投资组合中那么简单，这种说辞更是对传统性别假设的延续，通过将产品的适用人群仅界定为女性的方式让男性投资者安心，这样的说辞破坏了这些产品本身所具有的颠覆性意义。

现在人们谈论女性科技时，指的是医疗技术产品和服务中的一类，它不仅面向女性销售，也旨在解决历史上和传统上与"正常"女性生殖健康相关的问题。近年来，硅谷向市场推出了一系列产品和服务，旨在解决如下方面的问题：避孕和生育、怀孕和产后、母乳喂养、月经和经期护理、盆腔健康、更年期、激素紊乱（如多囊卵巢综合征）和性健康等。

女性现在可以买到许多产品，如：月经周期跟踪应用程序和各种小工具（如Fitbit的月经监测工具）；有机且不含化学物质、可重复使用且可以送货上门的女性卫生产品；家庭生育测试；预防尿路感染的粉色柠檬粉；提供避孕措施和抗生素（用于无法预防的尿路感染）使用指导的应用程序。女性科技行业可能正在蓬勃发展。弗若斯特沙利文（Frost & Sullivan）是一家市场研究公司，该公司预测，到2025年，女性科技将成为一个价值500亿美元的产业——但也正如该公司证实的那样，女性医疗保健"在很大程度上仍然局限于生殖问题"[2]。此外，与整个数字健康行业相比（根据预测，同年其产值将达到5000亿～6000亿美元[3]），很明显，女性在医疗技术领域中的地位与她们在医学领域中的地位一样，虽然在不断增长，但仍然只是一个附属分支。

女性科技经常被媒体誉为一个赋权、平等的行业，它为女性企业家、设计师和患者提供机会，让她们可以进入男性主导的科技行业来平衡医疗保健服务的规模。然而，该行业的名称本身已经揭示：它那老套的模式以及老式的权力结构在很大程度上将创新限制在传统上与"正常"女性有关的领域中——而且通常是以非常缺乏创意的方式。

例如，在女性科技领域中，营销目标主要是提供"生育意识"的智能手机应用程序，通常是高收入国家最受欢迎的健康跟踪技术之一，而且在世界各地越来越受欢迎。这些应用程序根据广泛收集的个人信息，如用户的情绪、性行为和身体活动、身体体征、症状，帮助确定月经周期中最有可能受孕的"生育窗口"。在英国，使用这些应用程序的女性中，三分之一是为了受孕。[4]至于另外三分之二的女性则可能是出于其他多种原因，包括但不限于预测月经、管理疼痛或情绪波动等症状，或预防怀孕。这些应用程序聚焦于生殖领域，但也常常歪曲生殖对女性的意义，而在对女性至关重要的健康和性这两方面，这些应用程序则选择彻底忽视。虽然记者声称这些应用程序为女性提供了更大的身体自主权，甚至"彻底改变了节育"[5]，但它们往往加强了规范性性别假设（normative gendered assumptions）——那些旨在监控性快感和表现的应用程序几乎完全针对男性，而那些跟踪生育、怀孕和计划生育的应用程序则针对女性[6]，很少考虑生理性别和社会性别的多样性。

2015年，现任宾夕法尼亚州斯沃斯莫尔学院（Swarthmore College）工程学助理教授的玛吉·德拉诺（Maggie Delano）是最早提出这些批评的人之一。[7]德拉诺描述了作为一个月经不规律、对生孩子不感兴趣的女性，她是如何被自己所使用的应用程序抹去的，又如何被应用程序中嵌入的简单的假设所贬低的。这些假设无情地将女性分为两类，一类想要孩子，一类不想要孩子，也没有提供任何关于女性性欲的测量功能。无论何时，至少有三分之二的应用程序用户可能只对跟踪与自己有关的症状感兴趣，因为这能够帮助她们更好地管理症状。或者，更多的女性对避孕更感兴趣，而不是对受孕感兴趣。

自2015年以来，对女性科技的抵制变得更加普遍，媒体上有许多人声援了德拉诺的观点[8]，"认为女性科技是在给女性健康贴标签"[9]，将女性健康简化为女性的生殖生物学功能，同时将"不正常的"女人和其他边缘群体排除在外[10]。整个舆论空间充满了矛盾的声音。就在这样的环境中，NextGen Jane公司的创始人推出了他们的品牌（使用经血进行检测），但很多投资顾问不断建议不要使用"经血"一词，他们建议使用"更科学"（读起来明显不那么以女性为中心）的"女性基质（female substrate）"[11]。塔里亚尔在一次采访中说："我们希望能走出去，说我们只是想诊断女性疾病。"但投资者会问她："这能赚钱吗？"[12]

这个选择既不是战略性的，也不是虚伪的，这也不是我所要提出的观点。生育能力是一项有价值的事业——我绝不是在贬损它。2013年，塔里亚尔以哈佛商学院的一笔奖学金启动了她这个以生育为中心的项目，这一奖学金旨在鼓励毕业生创办新的生命科学公司，再次专注于将女性需求放在治疗的中心。事实上，在这个领域里还有很多工作要做。但是，正如本书始终如一的论点表明的那样，生育这一类别将妇女健康的所有领域都囊括其中，扼杀了那些本有助于逐渐解决长久以来诸多研究领域和身体诸多系统之间被人为分离和分界的问题的研究，阻止了本可以投身其中的科学家们。以NextGen Jane公司为例，塔里亚尔创业早期的动机与她自己的生育问题紧密联系在一起。她获得奖学金时已经33岁，她想晚些要孩子，当时还没有准备好。当时她问医生是否可以等5年再尝试。她想做一种关于抗米勒管激素（anti-Müllerian hormone，AMH）的血液测试，可以估算出她拥有的可存活卵子的数量。但她的医生觉得没有必要，也没有给她安排，而是告诉她，最好的测试是试着怀孕，看看是否怀得上。

于是，她开始了早期对女性科技"适当"的探索。塔里亚尔与吉尔合作，开始设计化验方法，即通过测量蛋白质来确定是否可以在经血（而不是静脉血）中检测到AMH等激素的方法，这样女性就不必去看医生然后再进行测试，她们在家就可以简单地进行这项测试。塔里亚尔检测了3种样本——静脉血、针刺皮肤抽取的血液和经血，以检测这3种血液中是否有相似之处。令她失望的是，经血中的AMH水平始终低于静脉血中的AMH水平，这表明用经血进行AMH检测并不能作为有效的生育检测手段。然而，对不同类型的血液对比测试显示，经血中含有一些其他类型的血液中没有的东西，而且这东西十分有用——它含有非常清晰的基因组信号，即经血与静脉血表达不同的基因。她发现了大约800个这样的基因。月经"流出物"不仅含有血液，还含有子宫内膜，以及一些宫颈和阴道细胞。根据塔里亚尔的说法，这些东西的特性使其就像"从你的身体中获得的自然活检"。[13]

自然活检（A natural biopsy），媒体报道NextGen Jane公司新技术的前景时用了这个矛盾的词语。它包含了一对矛盾对立的词（即"自然"和"活检"），因为它将这个在高度技术化的背景下必须通过介入性手术才能实现的方法（活检）描述为是"自然"的。

活检是供科学家分析的——这样的观念描述了一个已经被科学化的程序。当然，我们所说的"自然"绝不是"完全不经科学的协助"。但这正是NextGen Jane公司所用方法的天才之处，它挑战了我们想象中的自然生物学。因为它作为一种可诊断多种疾病的工具，为我们认为已熟知且已被定义的女性生理机制开辟了新的可能性。

虽然基因组分析不是塔里亚尔的目标,但当她偶然发现这种可能性时,她选择跟随这种发现的指引。智能棉条是塔里亚尔无意中制造出的奇美拉,它始于女性科技只关注生育能力的短视(原因是,如果人们不仅仅将月经视为生育的标志,那么我们该如何理解月经?),然后使用科技证明与生殖相关的液体和器官也可以用来诊断其他的东西,它们是多维的,与身体所有其他部位的健康相关。就此,NextGen Jane公司得以重新定义女性与医学之间的关系。

◎ 身体即科学前沿

NextGen Jane公司所做的这些研究项目将女性科技(比如卫生棉条)变成了一个具有探索性的领域。这个领域不再以以往那片面的生理机制来定义和理解女性,而是不断检验和拓展生物学范畴,引入新技术,看看会带来多大的发展。智能棉条是将女性纳入主流医学范畴的战略性一步,也只是其中一步。最终目标将是利用从中得出的研究结果并揭示:如果我们不去理解女性的妇科问题与身体中其他系统之间的关系,那么妇科——这一长期以来被认为是标记着女性身体与男性身体之间显著差异的学科——将永远不会被人们所理解。女性科技公司作为一个子领域将不再与其他医疗科技或健康科技公司有所区别,因为"女性"这个词将描述一种全新的身体,一个集成了生殖系统、免疫系统和基因组系统的综合系统,如果只关注性别本身,那么我们将不会发现任何一丁点我们想知道的信息。探索妇科和其他学科中被边缘化的研究课题所得的知识将揭示我们认为我们已了解的身体系统的新维度,这些维度将与男性身体以及所有身体都息息相关。随着时间的推移,新的学科将围绕这些交叉领域形成,从而推翻我们的既有假设——性别是一切问题的答案。相反,性别将是一个起点:性别意识方法(gender-conscious approach)将重塑我们所知道的一切。

例如,经血将不再被定义为生殖废品,它将被视为可能与人类所有遗传信息相关的来源——一种具有更多样的价值和应用意义(远超出历史上生育领域赋予它的意义)的材料,在诸如诊断遗传性疾病、盆腔炎症、子宫肌瘤、早期癌症和环境毒素等领域都有价值。当然,还包括生育筛查。

在这一新图景中,女性身体的生殖系统将只是其中很小的一个部分,这个新图景或者说新的领域中还同时存在着大量其他研究议题,关注对各种类型的身体来说都很重要的问题。因此,"女性科技"一词最终也将被淘汰,就像今天我们都知道"男性科技"这样的描述很过时一样,因为技术将服务于所有人。

我们将探索出新的医学,它能做的将不仅仅是诊断疾病,还可以利用人体每月的"自然活检"材料来监测健康状况。它将会把技术和身体结合在一起,悄悄地提供信息,以便每个人更好地做出自己的医疗决策。在当下,这像是一个充满野心的宏大故事,但这就是我们重新设计出来的全新的未来——不是男性,不是女性,而是潜在的个性化。最令人兴奋的女性科技并不是只关注女性的生理机制并对此进行监测和管理的技术,而是一种全新的科技,能够将对女性的关注融入以男性为中心的科学结构中。

当我开始使用卫生棉条时,我觉得自己别无选择才不得不这样做。在难以言喻的压力下,使用卫生棉条的不好体验使我不再思考经期是什么、意味着什么。这意味着我仍然认为我的月经主要与我在男性眼中的性吸引力有关,当我开始这样认为时,我也把这样的想法投射到其他女性身上。月经与"女性问题"有关,这样的定义同时也将我的整体健康排除在外。如果这就是作为一个"自然"女人的意义,那我不想成为其中的一员。我宁愿拥有一个为新时代设计的智能棉条,在这个新时代,我的月经是科学探索的肥沃沃土,为我自己(以及像我这样的其他人)的健康服务。在这方面,我的身体是重要的科学前沿,是一系列不断扩展的选择范围的核心,而这样越来越多的选择才能带给我和我的身体自由。

第十二章
阴蒂叙事

你如何给女性选择权？第二波（女性主义运动）浪潮中的女性主义者贝蒂·多德森（Betty Dodson）有自己的答案："更好的性高潮，更好的世界。"从20世纪70年代初到2020年以91岁高龄去世，多德森向超过7000名女性普及如何获得性高潮，主宰自己的身体和性生活。对多德森而言，尽管快感是这个项目中不可或缺且备受重视的一部分，但其目的绝不仅仅是宣传获得快感，而是意在让女性体验独立的感觉。正如她毫不掩饰地指出的那样，当女人"掌控性交"时，男人就变得可有可无，这不是说你不再需要他们，而是你可以选择"要不要"他们。生殖繁衍也应如此，性是为了快乐，女性和男性都是如此，婴儿只是生命螺旋中可能出现的一种结果而已。在社会中，任何境况下女性都应当如此——这是一种具有自主权的美好愿景。

《一个人的性爱》（*Sex for One*）[1]是多德森写的一本兼具半回忆录性质和指南性质的书，自1987年首次出版以来已经被翻译成25种语言。多德森在其中写道："最稳定的性爱将是你对自己的爱"，"自慰会伴随你度过童年、青春期、恋爱、结婚和离婚，还将陪你度过老年"。卧室应成为社会的典范，因为它象征着赋予女性选择权。尽管我们仍常感觉在性赋权方面我们还任重道远，但多德森所言在今天看来并没有那么令人震撼，这表明性赋权一事已有了很大进展，至少我们有了更多关于女性快感的讨论。

◎ 了解身体——每个人的权利

医学的发展是一部科技发展史，也是一部用各种技术服务于男性身体并解决男性所定义的有价值的问题的历史。在本书中我们反复看到，即使技术已经发展到可以提供更多选择的程度，它们还是被用来巩固偏见，这些偏见被伪装成与生育相关的故事或是关于人类身体的普遍性事实，但实际上它们仅仅适用于男性的身体系统。在之前的章节中我们已经看到，与非男性身体有关的研究问题的解决方案往往不一定是技术创新，而是将已有的方法应用于不同问题中。或者，在某些情况下，只需要简单地以不同的方式安排现有的护理服务以满足个人在其整个生命周期中的需求。

但是还有其他的方法，不同的科学方法。我们可以用技术推动科学前进，不仅仅是采取将已有工具应用于新的医疗问题的方式，而是吸引新的研究参与者加入关于医学及其方向的讨论。就像我们已经看到的那样，像体外受精技术这样的医疗技术是强大的叙事工具。医学图像推动研究走向新的方向，然而，这些图像往往忽略了重要的现实情况。如果我们承认医疗技术与科学研究工具同样可以被用作叙事的工具，那么我们就可以看到，让之前没有接触过这些工具的大众享受到这些医疗技术是如何改变我们

第十二章　阴蒂叙事

在医学上的叙事，重塑我们提出的问题，并推动科学向新方向发展的。

多德森方法的核心是图像。在以创作情色艺术开启她的女性主义生涯之后，她开始在她位于曼哈顿的公寓里举办意识提高小组，举办的项目中包括了她称之为生殖器"展示和讲述"的项目。女性赤裸地聚集在一起，多德森引导她们观察彼此的外阴，展示它们有各种形状、大小和颜色。在这一过程结束之后，她们才会用振动器对阴蒂进行刺激。多德森所做的一切都是为了让女性自己控制她所教授的技术，因为如果你不会使用这些技术工具，那么它们就毫无意义。

阴蒂是女性真正需要学习和掌握的部位。直到今天，性教育中仍有明显的疏漏。只有约20%的女性仅通过阴道性交就能获得性高潮[2]，对其他的大多数女性来说，阴蒂刺激是几乎必不可少的，因此，多德森所教授的让女性"自主插入"的方式成为一种聚焦阴蒂重要性的呼吁。她的写作和她举办的研讨会使她颇具影响力。20世纪80年代，性教育家和活动家卡罗尔·奎因（Carol Queen）在其攻读性学博士的研究工作中与多德森相识，据她观察："女性蜂拥而至参加她的研讨会，一些人留下来发展自己的教学风格或活动家工作，一些人回到学校去做治疗师或助产士，或从事任何能让她们做自己并有所作为的工作。我不确定在我们这一代的性活动家中是否有谁未曾受到贝蒂的启发（可以说，很多人其实深受她的事迹的鼓舞）。"[3]然而，尽管女性的意识普遍提高，但到了2020年，女性快感的第二波解放浪潮似乎已有所衰减。

我们要再次提到Goop公司。这次要说的是它制作并推出的奈飞（Netflix）六集连续剧《Goop实验室》（*Goop Lab*）中的一集，由90岁的多德森主演。剧中，多德森教格温妮斯·帕特洛自慰的技术，截至这部连续剧出现时，这项技术已经有50个年头了，被传授到世界各地。这一集中帕特洛那看似充满活力的伪性解放理念被拆穿，让包括我在内的观众十分惊讶。多德森以严肃的态度轻松地戳破了帕特洛看似破除禁忌、乐观向上、孩童一样的对"阴道"这个词的感叹。在解释了阴道只是产道之后，多德森讽刺地补充道："你想谈外阴的话，那就应该谈阴蒂、小阴唇和它周围一切美好的事物。"在谈话中，当帕特洛被要求重复"我要掌控性交（run the fuck）"这句话时，她羞得脸红。这让人不禁怀疑，尽管她已近乎厚颜无耻地表达了她对女性生殖器的想法（那些错误的想法），但当她说到自我性赋权时，她并没有像她自己所塑造的那样有胆量。

这一集触动人心之处在于帕特洛和她Goop公司的同事们开始反省，为什么自己会把别人眼中的性感看得比自己感觉的性感更重要。尤其是帕特洛，她职业生涯中的大部分时间都是作为荧幕上的性感女郎出现的，她承认自己直到刚刚才开始学着将自己的欲望放在首位。考虑到这一点，Goop公司几乎没有采取任何措施来推进多德森所提倡的以女性体验为中心的理念的情况或许也就不足为奇了。

正如女性在当代关于性的讨论中被逐渐剥夺话语权一样，阴蒂也从瞩目的地位降级，而像帕特洛和Goop公司这样的耀眼新星显然是在教女性如何变得性感，而不是在教她们如何去感受性。就在2017年,法国工程师、社会学家和独立研究员奥迪勒·菲约(Odile Fillod)尝试自己出一版"展示与讲述"。她制作了一个阴蒂的3D打印模型以挑战教科书中对女性解剖结构的描述以及对女性性行为的持续误导。在对生物医学中的生理性别和社会性别问题的独立研究中,菲约多次注意到,在大量目的是教授女性生殖器官外观的教科书中没有对阴蒂的正确表述(在某些情况下,甚至都不会提到阴蒂)。她认为这是严重的问题,而在如今的性教育背景下,社会规范与这种不准确的生物信息的出现息息相关。例如,在法国,她注意到课程中传递的观念是"男孩更注重生殖器的性行为,而女孩则更关心爱情和关系的质量,部分原因在于她们'特有的生理和解剖结构'"[4]。作为一名工程师,菲约对此的回应是,用她可用的尖端工具,即3D打印工具,有力地揭秘她所栖居的但目前被严重忽略的身体的构造。

菲约制作的真人大小的模型可免费下载,它通过数字化的先进技术展示并宣传了解剖学意义上的正确信息,使世界各地的女性能够了解自己身体的生理结构——真实的、客观的、实际大小的。不可否认,无可置疑。就像肌肉组织图中的乳腺管一样,在本书开头,我们看到它的图像一度大量扩散,这也是一个力例,说明了数字技术在提高人们对女性身体的认识方面所发挥的重要作用。

除了在教育女性了解自己身体方面的作用外,一旦有了这个真实的阴蒂模型在手,科学界将再也无法忽视这个科学事实:这个器官本身极具研究价值,值得研究。一直以来,人们认为阴茎更明显可见,因此也会使拥有它的人更有性欲,这样的想法并不新鲜。但是纵观历史,科学家将阴蒂视为一种荒诞或者是离经叛道的东西,因此认为它不值一提。著名的中世纪学者马格努斯(Magnus)认为阴蒂与阴茎是同源的。16世纪,解剖学家维萨里(Vesalius)认为,"正常"女性身上不存在阴蒂。[5]1486年出版的《女巫之槌》(*The Malleus Maleficarum*)是一本助人辨认女巫的指南,作者认为阴蒂是"魔鬼的食物",如果在一个女人身上发现有它存在,就能证明她是女巫。19世纪,被诊断患有"歇斯底里症"的女性会被施以阴蒂切除术。

只需按照这套极端的逻辑走,我们便能看到,这些使女性"无性"的人为科学概念是如何以父权压迫和奴役人们的。基于19世纪的解剖学理论,种族化的等级制度建立起来,其中,更明显的阴唇不但与有色人种女性的身体联系在一起,还与异常的性行为联系在一起。这种思想将黑人女性置于社会阶层的最底层,利用生物学特征来定义科学中的"正常"阴道形象,而边缘化和受压迫的群体则被错误地认为是"不正常"的。[6]要求女性生殖器隐形很大程度上是建立一个以男性欲望为中心的世界秩序的一部分,这种做法不仅否认了女性的欲望,也巧妙地否认了女性应有的需求。

20世纪80年代,当多德森教育女性了解她们的身体时,其他女性主义者也在努力将阴蒂的解剖结构和解剖学知识引入科学书籍中。1981年,女性主义妇女健康诊所联合会(the Federation of Feminist Women's Health Clinics)制作了解剖学意义上正确的阴蒂图像,并将其收录在他们出版的女性指南《女性身体新论》(*A New View of a Woman's Bod*)中。菲约的模型建立在

第十二章　阴蒂叙事

这一遗产的基础上，它也揭示了引导女性认识阴蒂以及与之相关的性行为的教育工作还没有完成。

近来关于阴蒂的科学研究史中，性只与男性有关而与女性无关的观点同样盛行。泌尿科教授海伦·奥康奈尔（Helen O'Connell）领导了首个对阴蒂的全面解剖研究，成果于1998年发表。[7]很久以后，在2005年的一项后续研究中，她用磁共振（Magnetic Resonance Imaging，MRI）对阴蒂展开了研究。[8]这些研究表明，阴蒂不仅仅是一个通常被认为只有"豌豆大小"的勃起组织。相反，它是一种有着奇异形状且有着丰富神经的腺体，我们通常所认为的"阴蒂"只是整个器官的外突部分。这个器官一直延伸到耻骨下面，包裹着阴道口，当前庭球（vestibular bulb）的部分受到刺激时它就会充血。

尽管有了这一发现，但在奥康奈尔开创性的研究成果发表后的大约20年里，阴蒂解剖构造仍然基本上没有出现在医学课程和医学研究中。当奥康奈尔的团队为她在《澳大利亚和新西兰妇产科杂志》（*Australian and New Zealand Journal of Obstetrics and Gynecology*）上发表的期刊社论做文献综述时，他们发现自1947年以来全世界只有11篇关于阴蒂解剖学研究的文章发表。只有11篇。有数百篇论文提到阴蒂解剖学，但这只是因为它与阴蒂切除术或女性生殖器切除后感知恢复的手术有关。[9]然而，已有的研究成果表明阴蒂在女性高潮中有重要作用，同时也驳斥了长期以来人们一直寻找的G点的存在。[10]

因此，当2017年菲约决定制作她的3D模型时，已有一份有趣的科学文献可以借鉴，但它所展示的成果零零散散不成体

211

系，它在等待一位有创新精神的科学家把它用在新的用途上。通过三维模型，菲约能够大胆地展示阴蒂的真实大小和形状，从而打破人们的普遍误解，即阴蒂是一个不显眼且发育不完全的器官。

这个按实际尺寸制作的模型清晰地表明，阴蒂大约长10厘米，从可见的尖端延伸至末端的阴蒂脚（也可以说是阴蒂腿），两侧阴蒂脚覆盖着腺体等组织，形状像一根叉骨。它的大小和形状呈现了比一般的解剖图更难忽视的解剖学事实，以往的阴蒂解剖图在浩如烟海的阴茎解剖图中显得随意而无足轻重。正如美国泌尿外科协会（American Urological Association）在2005年表明的那样："单单用一张图去展示阴蒂的解剖结构是不可能的。"[11]然而在3D打印技术的时代，这不再能成为性教育或科学研究中忽略阴蒂的理由了。

新技术的力量将对非男性身体至关重要的生物学维度展现了出来。借此，菲约作为一个跨学科的研究人员，宣告了新技术对她而言的可行性，并将它们付诸使用。她运用了所能掌握的科学知识，通过从这个富含知识与技术的角度来描绘阴蒂，证明现有的科学描述仍然有所缺失。技术使她能够检验和展示科学文献中的发现。可以说，在这个科技时代，我们能够有更多的选择和机会，比如邀请像菲约这样的工程师和有技术的专家一起建设医学，构建可以挑战现状的全新的叙事。

菲约的模型已经被性治疗师、性教育者、学校医护、生物教师和性信息机构所采用，被用来讲述女性性行为的不同故事，展现她们的性体验是如何像男性一样具有生理性和真实性。这也表

第十二章　阴蒂叙事

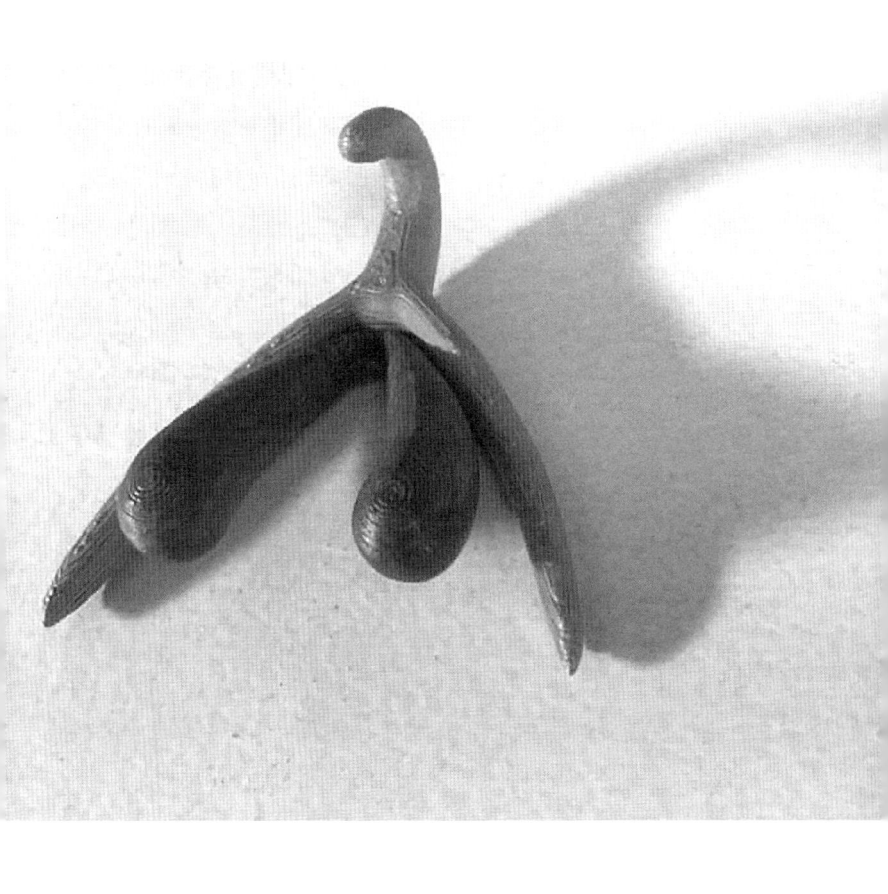

自2016年9月起，菲约的3D打印阴蒂模型已经被用于法国小学的性教育课程[12]

明，还有许多东西有待发现。一旦新加入的人开始动手并为此发声，技术发明就被重塑了。这是阴蒂研究最终获得成果的方式，它就像突然降落的外星飞船一样无法捉摸，吸引着研究人员重新探索它。

现在，菲约的模型不是唯一一个重塑的阴蒂模型了。阴蒂的图像数量在激增，一个新的叙事联盟正在形成。从多德森的情色艺术到解剖学赋权的道路，反映了艺术在提高人们对阴蒂的认识方面所发挥的作用。现在，艺术和科学之间有所联系应该不足为奇了——在本书中，我们已经看到了思想如何形塑了科学，而且当我们谈到思想时，艺术是一种强大的文化资源。

◎ 阴蒂文化

围绕奥康奈尔关于阴蒂的科学研究工作，一场名副其实的运动正在迅速兴起，这引起了人们对阴蒂重要性的关注。2012年，美国艺术家索菲亚·华莱士（Sophia Wallace）发起了一项名为阴蒂文化（CLITERACY[13]）的活动。该活动的宣言与多德森的理念相呼应，其中写道："阴蒂文化主张的是所有身体都有权享受快感，这是充分实现公民权的基础。"[14]对华莱士而言，关注阴蒂并将女性的快感置于中心位置就是将女性主体置于中心位置，也是在为全世界的女性赋权。华莱士利用科学技术来完成自己的使命，她说道，我们需要把关于阴蒂的知识放在科学研究的中心地位。只是，华莱士也认识到，科学技术是否有用取决于谁使用它们："1969年尼尔·阿姆斯特朗（Neil Armstrong）就登上了月球，但直到29年后，阴蒂的完整解剖结构才被大众认知。"正如我们之前已经指出的那样，与阴蒂相关的知识的宣传就像一场太空之旅，像这样的未知领域想要为人们所知，需要的是熟练的沟通者，这些沟通者应知道如何引发公众共鸣，在面对公众不熟悉的领域时，他们知道如何灵活变通来将革新的思想观念以易于接受的方式传达给公众。在这方面，艺术家可以帮到科学家，毕竟在这样的旅程中，他们就像是经验丰富的探险家，擅长把熟悉的事物变得陌生。

"阴蒂文化"这个词完美地抓住了这种走向与这种合作的趋势。当科学的权威以科普的形式将阴蒂这一女性主体的象征置于核心位置时，我们就有了一门与女性携手合作的科学，它讲述着服务于女性的科学故事。为了能在这个世界上自由行动，那些渴望解开身体之谜的人必须获得答案。

"阴蒂文化"中的"文化"还涵盖了其他重要的工具：阅读和写作。我们经常忘记这些我们本已经学会并知道如何使用的工具，只因我们在很小的时候就学会了它们。然而，正是这些未知的已知深深影响着我们对世界的理解，它们是如此根深蒂固，以至于我们忘记了它们还是我们观察世界的透镜。就像性别问题一样，一旦我们开始注意到并仔细观察这一视角，我们便可能开始质疑：谁能够使用它们？谁可以决定如何使用它们？谁有这种能力？

所有人都可以掌握阅读与写作的能力，都可以运用阅读与写作的工具去编织多样的故事——俏皮的、欢乐的、有趣的，以及科学的故事，都可以。因为在呈现我们所熟悉的未知时，我们是在与古老的声音对话,邀请他们合作,利用他们所知道的一起研究我们共同面对的未知。就像最美妙的性爱一样,在这种合作探索中,科学家和非科学家携手使用这些工具,一起探索,并在这个过程中向彼此展现脆弱的一面。脆弱也造就了良好的科学和良好的教育——格温妮斯·帕特洛最令人感动的时刻无疑也是对她的观众最有帮助的时刻,那便是当她不再简单地高呼"阴道!",而是向多德森和她的同事袒露自己在性方面感到的阻碍和压力时能够展现出自己的脆弱。这是真正的探索,因为这才是真正接触到了未知的奇迹。我们也需要呼吁科学家和医疗专业人员这样做。当科学掌握了合作叙事的工具,它将比我们所想象的走得更远。因为当科学家把他们的工具提供给新一代叙事的人,并积极协助他们解答他们提出的问题时,科学不仅赢得了权威,更获得了信任。这种讲故事的公共科学,这种基于"阴蒂叙事"的科学,它将环绕"阴蒂"飞行两圈,超越月球,飞入一个未知的维度。

然而,尽管"阴蒂文化"有可能在医学解放方面实现巨大飞跃,但这还伴随着同样的古老警告。"阴蒂文化"可能会促进人们对女性解剖学的颂扬和关注,推动人们更好地理解其各部分,但也有可能演变至不同的方向。我们必须小心,不要用个别女性的所谓的"性解放"来取代医学、医疗保健系统和社会所需的系统性变革。

与其说这种叙事是在呼吁社会变革,不如说它会变成潜在的压力和胁迫,迫使人们遵循父权制的脚本。这也是一直以来人们对第二波女性主义者的批判之处,他们倡导性是女性主义解放的途径，但这不应该演变成对女性施加压力，不是让她们必须实现她们可能感受不到的欲望。"阴蒂文化"应该强调女性在性方面是自由的，这样才能获得真正的解放。

也有另外一种可能。在采用"阴蒂文化"这样的文化冲击策略时，我们有可能将男性欲望表达的空间转变为对脆弱的表达同样充满敌意的环境。这也是我们在女性科技和Grip Tok挑战中看到的倾向，它们以一种响亮而公开的方式来倡导女性健康，但这并不一定是真实的女性欲望。"阴蒂文化"是在促进一种新的可见性的发展，而不是用另一种总体性的世界观来取代现有的。就像多德森的振动器一样，"阴蒂文化"是一个工具，可以用来为女性创造选择，这与直接改变她们的生活一样有效。

2017年，悉尼艺术家阿莉·塞巴斯蒂安·沃尔夫（Alli Sebastian Wolf）以前卫的视角创造了"Glitoris"——一个以100∶1的比例制作的符合解剖学结构的金闪闪的阴蒂。Glitoris本来可能会被挂在画廊无人问津，但沃尔夫与名为克利特拉蒂（Cliterati）的乐队一起，穿着金色连体服，戴着蓝色假发，带着它参加了女性游行、狂欢节和其他公共活动，让它迅速获得了广泛的知名度。

沃尔夫说："很多人认为这是一个金色的鱿鱼模型，也有很多人认为它是肺、蜻蜓或睾丸。"[15] "我遇到了几个妇产科医生，他们直到看到这个雕塑才知道它，这太可怕了。"

沃尔夫希望她的艺术创作能让科学家和非科学家关于阴蒂的讨论去污名化，她的模型的奇特之处反而使关于阴蒂的讨论回归了正轨。她说："这有望能发展到我的这件艺术作品变得无关紧要的地步。"就像性别问题一样，我们看到的所有用来增强意识的概念与图像也都是通往更具包容性的科学道路上的导航工具。Glitoris也是如此,它"被设计出来的初衷就是为了将来能够再也不需要它"。

华莱士在接受采访时就自己的艺术品也表达了类似的观点。当被问及为什么选择将这次活动命名为"阴蒂文化"时,她回应道:"因为一旦你教会人们阅读,他们就永远掌握了这项技能。一旦你教会了人们识字,你便不需要再做什么了,他们永远不会回到不识字的蒙昧中。这就是我对'阴蒂文化'的期望——你无须喜欢它,无须喜欢这个艺术作品、它所传达的信息,或是作为传递者的我,但一旦你掌握了这些事实和信息,你便永远掌握了。你不一定要应用这些所学的知识,但它已经被你融会贯通。"[16]"阴蒂文化"便是无法被忘却的。

也许这是我们在医学之旅中遇到过最具未来感的景象。除了3D打印的阴蒂,还有由女性设计的虚拟现实性爱环境。[17]性爱机器人(尽管目前为止仍然相当难以令人信服的人类替代品)和其他不限于阴道刺激但对身体起作用的数字化产品,如今正在挑战着两性模式[18],并帮助女性探索自己的身体,也许在所有这些干预中,最令人兴奋的将是普及的"阴蒂文化"。一旦"阴蒂文化"完全融入我们的课程,它会变得自然化,成为一种似乎与生俱来的工具,塑造我们所说、所见和所想的一切。到了那一天,"阴蒂文化"本身也将变成多余的概念,等同于读写能力本身。届时,故事成为现实。

这种新型的读写能力所涉及的远不止阴蒂。"阴蒂文化"代表了一门全新的科学,它将非男性的生理机制也纳入科学知识之中。届时，这种高度先进的科学将汇聚多样的叙述者，共同讲述"阴蒂"故事，将我们带到一个共同的未知世界——一个奇异的世界，在那里，这门科学能够提供最深刻的见解，向我们揭示前所未有的新知。

随着阴蒂文化融入科学的基因、激素、肌肉、骨骼以及它所有的生物系统，科学将被一种全新的、未知的已知所定义——好的科学应该是彻彻底底的女性主义。

第十三章
生物科技

> （我们）都是奇美拉，是机器和有机体、理论化和虚构性的混合；简而言之，我们都是赛博格（Cyborg）。
>
> ——唐娜·哈拉维（Donna Haraway）[1]

于我而言，故事可以诞生科学的可能性，我们越是能通过小说创造性地想象我们的世界，就能走得越远。唐娜·哈拉维是科学技术领域中我最喜欢的文化批评家之一。她认为科学理论具有重新构想社会的可能性，并对这种可能性做出了展望。

在本书最后一部分中，新技术的可能性不仅在于它的实际应用，还在于它所具有的颠覆我们已接受的性别角色故事的力量——所谓性别角色故事指的是生育在女性生命与女性社会角色中的作用。科幻小说——无论是虚构书写出来的，抑或是受新技术的可能用途所启发而成的——总是给我带来希望，似乎我的身体可能会被更多人接受，可能会得到不同的重视，并得到更好的照顾。要做到这一点，需要的不仅仅是将女性纳入现有研究或临床试验之中，还需要做一些可以更持久的事情，我们需要将所有人带入新的想象空间中去，带入一个没有性别角色限制的具有科学潜力的未来。哈拉维的作品就体现了这种可能性。1985年，她在专门刊发社会科学领域实事求是的模式化论文的期刊《社会主义评论》(Socialist Review)上，自荐发表了一篇科幻文章。

这篇文章的标题是什么呢？

《赛博格宣言》(A Cyborg Manifesto)。

哈拉维用这篇文章发展了"赛博格"这个隐喻。赛博格不仅指科幻电影中的未来机器人，还可以指真实的、活生生的人，不同的是他们的体内通常放置了机械元件，因此他们的身体功能超越了正常人类的极限。好比今天那些拥有仿生肢体和人工心脏起搏器的人，他们为我们提供了许多具有创造性的赛博格形象。

◎"自然"的定义不是好定义

"赛博格"一词最初是在探讨太空旅行的背景下被创造出来的，1960年，科学家曼弗雷德·克莱因斯 (Manfred Clynes) 和内森·克莱恩 (Nathan Kline) 发表了一篇论文[2]，其中提出了这样一种设想：通过技术、药物和太空的结合，人类将克服自然和物质条件的限制，（部分）解决现实生活中存在的问题，进而创造出一个更好的现实世界。在当时那个年代，计算机技术领域的科学家正在积极拓展和探索计算机控制系统中有线反馈回路的应用，并构想将计算机控制与生物体结合的可能性。这是科学的一个新领域。当时，赛博格在拓展科学家和科幻小说发烧友视野方面的重要性仅次于太空探索。事实上，对内在与外在空间、心灵和物质、身体和技术之间关系的探索是息息相关的。

赛博格的构想具有构建（虚拟）世界的潜力，哈拉维利用这种潜力挑战那些最为僵化的定义，反对那些关于世界的传统认知。在这个过程中，她呼吁人类认真考虑如何跨越这些界限，重新想象这个基于亲缘关系的世界，并以一种不同的方式进行科学研究，探索未知。

虽然赛博格似乎与"自然"的人类相去甚远，但哈拉维认为，技术和人的界限并不像我们最初认为的那样清晰。在现代世界中，我们与技术的联系无处不在，从基础技术到高级技术，我们已经融入了人类与技术之间复杂的互动网络之中，正是这样的网络使我们成为现在的自己。对哈拉维来说，当代现实生活中的确包括了人与技术之间的密切关系，这种关系紧密到不再可能分辨出哪里是人类的终结，哪里是机械的开始。

我们往往认为人类是"自然"的，技术于我们而言是"他者"，然而，实际上我们生活在一个非自然的系统中。当我们开始以这样的方式看待医学时，我们就会看到自己的身体也构成了一个赛博格系统并与医疗技术相关联，这些技术往往不易察觉，但却塑造了我们。我们食用着农业综合企业生产的农产品，依赖制药企业生产的药物来维持健康，有时也因之健康受损，还会通过医疗手术来改变我们的身体。

当人们谈到自然时，他们是在说，世界本就如此，我们无法改变它。世世代代的女性都被灌输诸如她们"天生"就软弱、顺从、过度情绪化、没有抽象思考能力的观念。她们被告知，女性的天性就是成为母亲而非企业领袖，女性天生倾向于室内活动而不是粒子物理学。如果说所有这些事情都是自然的，那么它就意味着一切都是不可改变的。故事也就此终止。然而，如果女性（和男性）不是"自然"的，并非天生如此，而是像赛博格一样是被建构出来的，那么只要有合适的工具，女性（和男性）就可以在概念上和身体上得到重新塑造。我们有关性别角色的观念根植于我们所认为的生物学上的"自然"，而对"自然"的生物学定义是可以被重新审视的。

在本书前面"骨骼"章节中，我们看到了社会信念是如何塑造生物倾向的（而这种倾向被视为生物学之固有特征），改变有关性别的社会信念将催生出新的干预措施，真正改变生物学本身。一些基本假设突然受到了质疑，比如一个以一个群体暴力统治另一个群体为基础的社会是否真的是自然的。也许从生物学的角度来看，人类可能注定喜欢发起战争、破坏环境，但或许这也并不是不可避免的。

世界各地的女性主义者已经捕捉到了这种可能性。"赛博女性主义（Cyberfeminism）"——这并不是哈拉维当时使用过的术语，而是后来在20世纪90年代初创造出来的术语。这个术语基于这样的观念：结合技术，我们将有可能随心所欲地构建身份认同，建构性态（sexuality），甚至建构社会性别。这就是哈拉维喜欢科幻小说的原因，也是我喜欢科幻小说的原因。现实与想象之间的距离让我们对所居住的世界既感兴趣又抱有批判，激发了我们各种不可思议的想象，去审视现实的替代性方案之可能性——同一个科幻故事可以有不同的讲述方式，反之，也就蕴含着不同的社会可能性。

同样，科学是建设更好世界的工具，小说也是想象科学之可能性的工具，只有先想象出这些可能性，科学家才可能将之变为现实。两者都不是天生就具有进步性，而是取决于人们如何将其用于他们所优先考虑的社会成员的最佳利益。这些科幻小说实际上是关于想象、关于创造更好世界的社会小说，更关乎无尽的未来可能性。

◎ 怪科学是好科学

我想为读者描绘一幅图像，它同样也与赛博格和科幻小说有关：有一个奇怪的、无人居住的星球，其内部是空心的。在其表面，覆盖着一层蓬松的、有生命的内膜，这层内膜每个月都脱落，然后又神奇地再生，却不留一丝瘢痕。这是一幅令人着迷的景色，螺旋状的血管不断在其表面延伸，就像女裁缝的一件精致的作品。这就是子宫。越了解子宫，我们就越能发现子宫的非凡之处。它的神秘并不在于它是女性身体特有的一种奥秘，而是在于它体现了人体各个部分的无限奥秘，这为科学家留下了很多待挖掘的东西，然而科学家只会看到其本就了解的东西，只去了解那些他们已经设想到的、希望看到的东西。

琳达·格里菲思（Linda Griffith）博士的实验室隶属于麻省理工学院妇科病理学研究中心，在其实验室内培养的微观世界中，子宫看起来更加难以辨认。格里菲思博士是一名受过训练的生物工程师，会使用基础生物构件来培育和塑造器官。1997年，她参与创造了一种极具标志性的生物——耳鼠（earmouse），做法是将牛膝关节的软骨细胞注入人耳形状的支架中，然后将其植

第十三章　生物科技

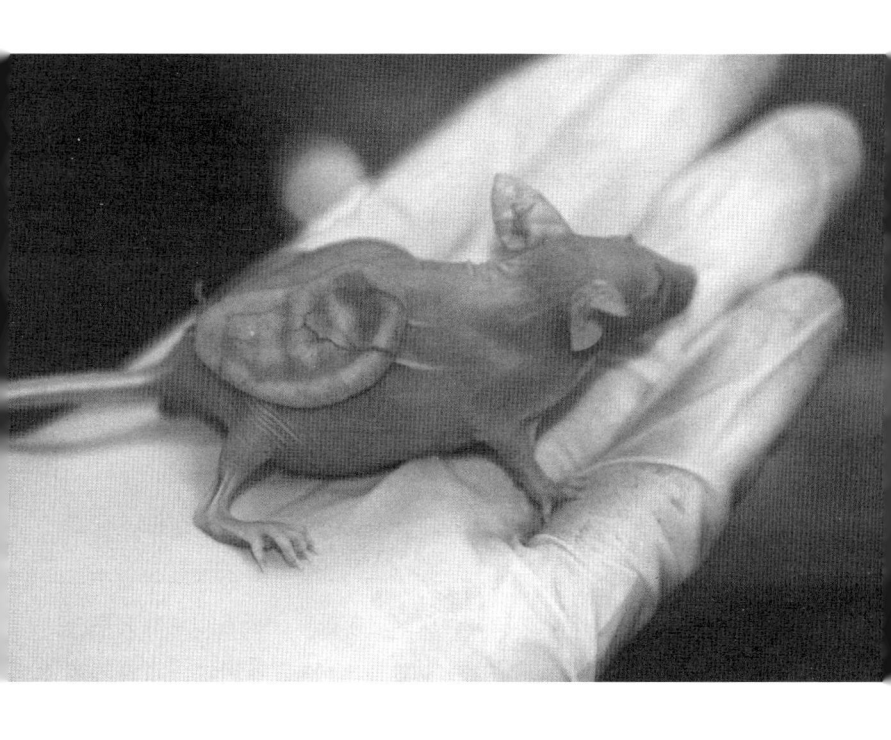

一只背上有人造耳朵的老鼠,也被称为"耳鼠"

入实验鼠的背部。[3]这种动物和类人结构的结合，可以说是一种早期的赛博格，挑战了我们对自然身体与技术辅助身体之间界限的定义，同时挑战了我们对动物与人类之间界限的定义。格里菲思博士已经向我们证明，从生物学角度来看，在真正的前沿科学研究面前，我们已知的生物分类是站不住脚的。

虽然耳鼠看起来与我们实际期望的那种医学相去甚远，但格里菲思博士已经将她的生物工程背景应用于理解子宫内膜异位症的挑战中。子宫内膜异位症是一种普遍存在的慢性疾病，其表现是本应正常排列于子宫内的组织反而生长在了子宫外。

一般认为，子宫内膜异位症影响了超过10%的女性，在本书的讨论中（实际上在整个新闻媒体的讨论中）有所提及，子宫内膜异位症被看作是女性特有疾病之象征，因而在以男性为中心的医学中往往被轻视和忽略。2021年，格里菲思博士及其同事发表了一篇论文，报告了他们是如何利用生物工程创造出一种改造的组织，使得研究人员能够三维可视化病灶的生长情况。这一方法揭示了子宫内的腺体和神经的形成过程，使得研究人员能够探究免疫细胞、炎症和激素在该病中的作用。[4]与智能卫生棉条一样，子宫内膜异位症的模型获得了赞誉，其部分原因是它提升了对一种常被忽视的"女性疾病"的诊断可能性。不仅如此，这项研究还格外令人振奋，因为其表明了子宫内膜和其他传统而言与女性健康毫无关联的学科领域是有关联性的，比如免疫功能或组织再生。正如我们所见，格里菲思博士的工作将女性的核心标志从单纯的生育能力转向了其他科学领域，拓展了女性健康图景，使其超越生育，同时也将其他医学领域与生育研究领域联系起来，摆脱了男性中心的阴影。

格里菲思博士能构建出打破边界的生物，这样的学术背景从多个方面促成了她在子宫内膜异位症科学方面的突破。最重要的是，这样的学术背景使她彻底打破了子宫仅是生殖器官的狭隘定义，也许也打破了女性是生育工具的狭隘定义。她在生物模型构建方面的专业知识使她能够从子宫内膜异位症患者的子宫细胞中培育出子宫类器官——微小的半球形液滴，其腺体形状看起来像旋转的火山口。这些"患者的替身"是测试该疾病潜在新疗法的理想工具，在生物学层面，比起小鼠的子宫细胞，这些"替身"更接近人类的子宫细胞（因为小鼠不会来月经）。而且，这些"替身"能够使研究人员避开人体试验中可能出现的伦理问题。

就像海拉细胞为科学家提供了理解细胞行为的新可能性，而不必直接在人类胚胎或组织上试验一样，（恕我直言）这些赛博格生物不但使各学科的科学家能够通过共享模型联合起来共同解决与女性有关的问题，也促使他们设想出一种方式以避免出于提取生物材料的科学目的而持续地向女性及其身体索取。格里菲思博士能够将这些模型与真实的患者对比，以便解释子宫内膜再生活力背后的生物机制，了解子宫内膜何时、如何以及为什么会出问题。

她的工作可能标志着一个时代的结束，经期不再被人们视为一种周期性腐烂，也不再被痴迷于女性生育能力的科学看作无趣之物。事实证明，子宫的作用远不止是生育孩子。子宫本身具有再生能力，（在没有受精卵着床时）几乎每个月都会脱落和恢复，因而子宫提供了一个窗口，让人们了解其生殖以外的其他生物系统，如组织生成、无瘢痕愈合（scarless wound healing）和免疫功能。这些在实验室中合成的再造人体器官就像耳鼠一样，它们本身已经是一种赛博格了，挑战着人类和技术之间的界限。在这个时代，赛博格天生是女性主义的一种工具，它有着颠覆已有性别分类的潜力，使得生物学上的自然变得陌生，同时它也让我们想到更多问题：目前仍未开发的领域中，还有着哪些待发掘的新功能？

这种通过生物技术生成的子宫内膜将继续引领科学家超越狭隘的生育范畴，并且，在此过程中还将形成子宫、女性及女性的社会角色之间的新关联。在干细胞科学中，子宫内膜可以大放异彩。子宫内膜富含干细胞，而这些干细胞的存在有助于解释为什么子宫内膜异位症的病变可以出现在全身各处，包括肺部、眼睛、脊柱和大脑，这极有可能是因为来自子宫的干细胞在体内循环，导致了全身性的病变。子宫干细胞也可以在再生医学（regenerative medicine）中物尽其用。正如上文所见，子宫干细胞是极易获取的。最近的研究表明，子宫干细胞可以被培育成新的神经元和生成胰岛素的细胞，为治疗帕金森病和糖尿病等疾病提供了新的可能。

在耶鲁大学（Yale University）生殖科学实验室进行的研究中，科学家在从人类子宫内膜组织中提取干细胞时意外地发现，这些细胞可以分化为多巴胺能神经元（dopaminergic neuron）。在帕金森病中，正是多巴胺能神经元的丧失导致患者出现了震颤、语言障碍和平衡能力差等症状。这一发现令科学家惊讶，因为它意味着对子宫内膜的研究可以为这种神经退行性疾病的治疗提供参考，这远远超出了人们通常所认为的生殖科学的范畴。该团队的进一步研究表明，这些神经元能够提高患有轻度帕金森病的小鼠和灵长类动物因病下降的多巴胺水平，他们同时还研究了如何通过引入这些细胞来缓解帕金森病的其他症状。[5]泰勒（Taylor）及其团队则有另一项重要发现：使用子宫干细胞可以诱导产生胰岛素。他们将这些分化了的干细胞引入患有糖尿病的小鼠体内，这使其可以持续产生胰岛素并稳定血糖水平，这为人类治疗糖尿病提供了可能的新方法。[6]尽管子宫干细胞倾向于分化为多巴胺能神经元这一现象目前还无法解释，但泰勒及其同事已经成功诱导这些细胞转换为能产生胰岛素的β细胞。在小鼠模型的实验中，实验人员使用子宫内膜干细胞生成了可产生胰岛素的β细胞，然后将其注射到患有糖尿病小鼠体内，5周内成功稳定了小鼠的血糖水平。

就像智能卫生棉条一样，生物工程改造的子宫内膜改变了我们长久以来的认识——子宫内膜不仅仅是女性成年期标志，它还让我们意识到这一组织具有多种生物学功能，并且有助于我们将其置于不同的背景下进行理解。格里菲思博士进一步研究了子宫是如何与身体内的其他器官相互作用的。她的学科背景是系统工程，这门学科的核心是理解身体的所有系统都是相互作用的。我们不能孤立地考虑身体的某一部分，指望它能单独发挥作用或产生意义，这样的错误是以男性为中心的医学的根源。其假设是，男性和女性唯一的区别是生殖系统，因此，女性的生殖系统可以被单独研究。我们现在知道，身体是由一系列相互作用、相互联系的系统所决定的。为了实现这一想法，格里菲思博士及其团队将他们的模型与骨髓、肠道和肝脏等其他器官和组织连接起来，并希望在模型中植入血管、神经细胞和免疫细胞。通过这种科学研究，研究人员将整个图景复杂化，一反以往简化图景的方式，增进了对研究对象的了解。他们开始发问：这个人们自以为了解的"世界"是如何与其他"世界"相连接的？

1999年，《纽约时报》（New York Times）上刊登了一张耳鼠的照片，并附有一整版广告，署名的团体包括经济趋势基金会（Foundation on Economic Trends）、农业和贸易政策研究所（Institute for Agriculture and Trade Policy）、自然法之母协会（Mothers for Natural Law）等。广告的标题是"21世纪，谁在扮演上帝？"。生物工程的创造物屡次引发讨论，以至于这个问题近乎陈词滥调。《美丽新世界》（Brave New World）为我们提供了这个话题在文学上的对照。这是一部写于1931年的反乌托邦小说，作者阿道司·赫胥黎（Aldous Huxley）在书中预言了一个出于商业与工业目的而对人类进行基因工程改造的社会。但人们并没有反抗，因为他们被设计成了"热爱奴隶状态"的人。广告中写道："这已经发生在我们身上了吗？现在还没有！打电话给我们吧。"广告的署名者向读者保证，他们将努力为"生物技术的安全要求"而奔走。[7]

这则广告的署名者错误地将耳鼠视为基因工程的产物，此外该广告中还有其他一些不准确的观点，比如他们认为，生物技术公司会"轻易地移除人类和其他动物的身体部位，将人类与其他动物视作二手交易市场上的汽车零件"。然而，正如上文所述，实验中小鼠的耳朵并不是从人体上取下来的，而是在宿主身体上生长出来的。尽管如此,这篇广告的潜台词仍非常清楚:我们这个社会尚未学会如何管理因科学进步而产生的恐慌,这是一种对科学力量可能会被错误利用的恐慌。上述这些回应混淆了科幻中的未来与现实剥削之间的界限,忽略了科学长期以来如何被用来维护特定社会群体的利益。我们已经看到,由于科学和医学领域中存在以男性为中心的偏见,社会上的其他群体遭受了并持续遭受着痛苦。

像唐娜·哈拉维这样的学者和许多女性主义科幻小说作家都表明,科学在富有想象力的挑战中取得的进步为我们提供了一个契机,让我们去反思我们究竟应该出于怎样的道德、社会、政治和经济选择推动科学发展。外观令人震惊的耳鼠等都在迫使我们回答一个问题,一个以往在科学核心中含蓄而模糊的问题:科学进步究竟使谁受益?我们利用了谁的身体和组织?我们又该如何评估它们的价值?我们预防或治疗的是谁的疾病?为什么?

2018年1月,中日两国的医生发表了一项研究,研究对象是那些一只耳朵畸形、另一只耳朵健康的儿童。在研究过程中,他们扫描了这些儿童的健康耳朵,使用这些耳朵的扫描数据创建了镜像版本,然后基于镜像版本重建和制作了可生物降解的3D打印支架,并在支架上添加了来自这些儿童的软骨细胞。[8]就这样,他们给这些儿童换上了新的耳朵。这是这类生物科技最直接的临床应用结果,这让人很容易就联想到了耳鼠实验中的实验操作,但子宫内膜异位症模型的情况则有所不同,因为后者对再生医学、免疫科学和干细胞科学已经产生了影响,而这样的影响将在未来几年内发挥作用。

科学的发展方向是不可预测的，赛博格系统的连接和交互作用也同样难以预测，但是，就像人类的身体一样，赛博格系统也是要遵循一定指导原则的。选择，再一次成为人类发展过程中最重要的原则。科学家"选择"要探索的问题，政府和政策制定者"选择"要资助和优先考虑的研究，并"选择"给予谁以"可以选择的机会"。赛博格生物学的力量与美丽新世界无关，而是关乎如何创造一个更好的世界，在这个世界里，社会对科学的发展方向负责。在这个世界里，高科技的子宫会促进再生。

第十四章
人造子宫

> 怀胎九月的母亲通常会认为生育带来的所有痛苦和不适都是她本应该承受的。
>
> ——舒拉米斯·费尔斯通（Shulamith Firestone）[1]

在生物工程时代，艺术家、女性主义者、作家和科学家共同展开了对子宫重新利用的想象。他们不仅仅是在生物生殖学领域的研究中探讨如何打破女性在生理上和婴儿承载者之间的必然联系，还提出了这样一个问题：我们如何才能将作为生育容器的子宫从女性身体内抽离出来。对这一问题的解答将使妊娠成为每个人的事情，从而挑战了人们在生物学层面上将孕育婴儿的使命全部归到女性身上的观念。看啊！另一个超凡脱俗的星球正漂浮在未知的太空中——人造子宫。

1970年，一位出生于加拿大的女性主义者兼作家舒拉米斯·费尔斯通描绘了一幅未来关于女性身体的激进蓝图。在她的女性主义宣言《性的辩证法：女性主义革命的案例》（*The Dialectic of Sex: The Case for Feminist Revolution*）一书中，她明确指出，女性的生育角色是女性受压迫的根本原因。为解决性别不平等的

制造误诊

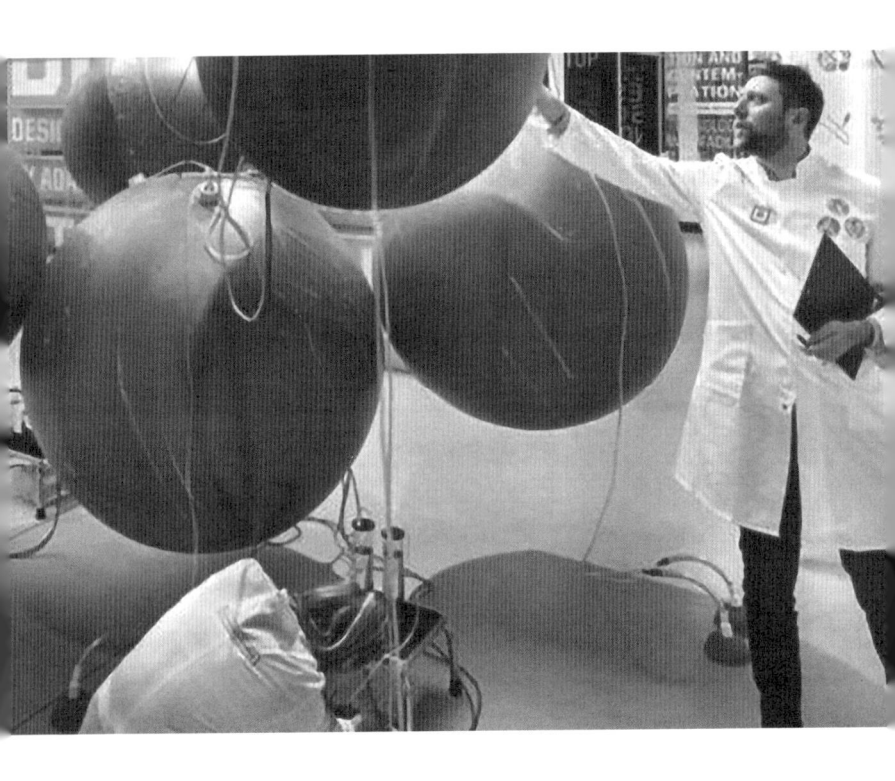

人造子宫模型,阿姆斯特丹楚格(Droog)画廊举办的生殖乌托邦(Reprodutopia)展览上的展品。照片由尼科恩·格勒鲁姆(Nichon Glerum)拍摄[2]

第十四章 人造子宫

问题,她主张人们必须用体外发育技术(ectogenesis)取代生物生殖,也就是在人造子宫中妊娠。她认为,这将有助于把女性从她所定义的"生育暴政(tyranny of reproduction)"中解放出来。

费尔斯通的措辞风格一度使她的遗著名声败坏,导致人们对她言论的含义产生了误解。当时,这本书在主流评论家以及她的第二波女性主义同伴中引起了广泛的争议。书中有一些这样的表述,如"怀孕是野蛮的",怀孕是"为了物种的利益而让个体身体暂时变形",以及将分娩描述为"像拉出一个南瓜一样"。毫无疑问,这样的措辞疏远了那些视怀孕为她们过往生命中一种有价值或重要经历的女性。

然而,费尔斯通的核心主张是,包括人造子宫在内的生殖技术具有提高女性生殖选择权和自主权的可能。她指出,在有效的避孕措施普及之前,女性经常陷入怀孕、分娩和哺育孩子的无尽循环中。她认为这样的境况意味着女性因为生计和住所的原因开始依赖于男性,并因此被排除在其他社会功能之外。这造成了一种先于贫富分化的阶级分化,即男性生产者和女性再生产者[3]之间的分化。而可靠的避孕措施、安全的人工流产以及体外受精技术的出现使得女性有了掌控自己子宫的可能。这在一定程度上将女性从男性控制的医疗和政治中解放出来,例如,摆脱了只允许已婚女性采取避孕措施的限制。人造子宫实际上是对现实的一种**极端**表达,是一种修辞手法,费尔斯通用此修辞手法描绘了一个全新的世界 —— 女性从被压迫且受到严格控制的生育劳动中解放出来。如果分娩不再是女性自己的义务,而是成为集体的责任,那么女性将可以自由地选定自己的社会角色,也可以发展她们自己的身份认同，并由此超越目前社会结构让她们扮演的"行走的子宫"的角色。

人造子宫的愿景是在女性体外孕育胎儿，而这**从概念上**将生殖能力从女性身体中分离了出来。通过这一设想，我们可以想象一个女性身体不再被其生殖角色所定义的世界。在医学上，人造子宫也可以视作一种工具，一个重新思考女性身体需求的有益起点——人们将重新思考女性的身体需求，不再将其与一种自然的、不可避免的、以牺牲为代价的生育混为一谈，而是将母亲的健康和福祉置于优先地位。于我来说，费尔斯通提出了一个有趣的观点，即科技分娩如何推动分娩作为一项重要而有价值的活动进入公共领域。如果我们设想孕育过程发生在一个集中的地方，而不是"隐藏"在家里，生育就将明确地成为国家的重点（而它本应该如此），人们或许也将由此开始去充分地重视它，资助它，研究它，支持它，并且规范它。

◎ 子宫 2.0

目前正在研发的人造子宫还并不能以费尔斯通所设想的方式取代生育。在美国、澳大利亚和日本，从事人造子宫模型研究的研究人员正在设想最终将人造子宫用于支持早产儿的继续妊娠，而不只是将其用于仍然存在高死亡率和严重发病率风险的新生儿重症监护室中。

在现实中，人造子宫的使用与前几章中子宫内膜异位症模型的使用大致相同——它们将被重新利用，但在这里指的是狭义上

第十四章 人造子宫

的利用,即在分娩领域内被重新利用。但尽管如此,人造子宫的使用将代表母亲子宫外化过程的一个独特阶段——子宫2.0。这将使我们回到原点,重新认真思考我们对待生殖的方式,使生殖转变为一个社会问题,而不只是女性的问题,从而超越目前医学和社会中关于女性身体的定义。

人造子宫将展示赛博格式生殖,也就是说,它所依托的技术和支持不仅源于生物学原理,而且根植于社会系统。尽管目前的人造子宫并没有激进地实施,但这种间接的方式也在一定程度上证明了费尔斯通设想的可能性——当生殖被移出女性身体并移入公共的孵化器时,即使只是部分移出,我们就已经是在控制世界通过生殖镜头来看待女性了——这个镜头最终将像所谓的"男性标准"一样自然。生殖将成为社会或医学须考量的一个重要纬度,就像现在的货币和劳动力一样。赛博格式子宫展示了这些方面的潜力,也正是这样的潜力激励着我写下这本书——当我们认真对待性别观念时,我的意思是,当我们选择探究它们,而不是将它们视为既定之物时,我们就是在把性别观念带入主流医学并使之成为新的常态,并以一种新的理念来引导我们,即"女性的问题是每个人的问题"。

关于使用人造子宫来支持早产儿的可行性研究正在顺利进行中。2019年,澳大利亚和日本的科学家再次成功地让极度早产的羊羔在人造子宫环境中发育,直到它们能够独立生存。目前这些研究人员正在为妊娠20～23周的早产儿研发一种治疗策略。由荷兰研究团队开发的模型尤其引人注目,它甚至可以在"生物袋(biobig)"中复制母亲的心跳声。这个欧盟资助300万美元的项目由埃因霍芬理工大学（Eindhoven University of Technology）的团队主持，他们希望在2024年之前能够为怀孕24～28周的早产儿研发出人造子宫。

该团队的设计中包括一个模仿自然子宫的流体环境，在其中的胎儿可以通过与脐带相连的人造胎盘来吸收氧气和营养。他们希望能够设计出一个"完全天然"的人造子宫。为了实现它，该团队使用3D打印技术制造出了人工子宫和人工婴儿用以测试。这些"人体模型"配备了传感器，可以复制胎儿在母亲子宫内所处的环境，包括母亲舒缓的心跳声。

荷兰研究团队认为，重点在于复制在孕期中母亲与胎儿之间的那种亲密关系，这指出了在设计这些新技术中存在的核心问题。即使此类技术仅被有限地应用于早产儿的支持中，在人造环境中模拟母亲的心跳声仍指向一个明显且有些诡异的问题——母亲身体的缺位。人造子宫的设计应包含哪些关于怀孕的假设？由谁来决定怀孕的哪些方面是重要的？我们应保留哪些关于女性生殖生物学的观点？女性身体在这个过程中有何作用？尽管人造子宫已在技术上得以实现，但关于母亲角色的观点似乎仍然是科学家们思考人造子宫概念时的核心。

有些人质疑这些关于"正常"妊娠的假设，持怀疑论者甚至强调技术可能会破坏母子关系。例如，哲学教授安娜·斯迈多（Anna Smajdor）就对这种强调母亲在怀孕期间和孩子存在生物学根源联系的观点进行了强烈的批判。[4]她指出，那些主张妊娠关系至上的人对所有深爱孩子的继父母和养父母以及像母亲一样爱孩子的父亲来说都是一种伤害。她还认为，相反地，母亲与孩

第十四章 人造子宫

子的身体联系并不能确保母亲与孩子之间存在爱的纽带。许多女性与自己的亲生孩子无法建立亲密联结（考虑到我们的社会通常将母亲角色限定于狭隘范畴内并因此对那些未能符合这些标准的女性加以指责，这种情况成了禁忌话题也就不足为奇了）。斯迈多甚至提出，我们认为自然的分娩过程也应该对此"承担部分责任"。举个例子，女性产后抑郁的发病率为13%（考虑到未寻求帮助的女性人数，这无疑是一个保守的数字），而产后抑郁可能导致母亲排斥或拒绝抚养她的孩子。倘若婴儿是通过人工孕育诞生的，那么这将不再是一个风险因素。

在这个问题上同样需要承认的是，随着生殖技术的不断发展，人造子宫只不过是生殖技术发展的下一步。在许多情况下，生殖过程已经通过科学干预得到了帮助。我们已经获悉，在传统的怀孕或者体外受精中，当父母在屏幕上看到他们成长中的胚胎或胎儿的那一刻，许多最重要的亲情联结就已经发生了。第一次超声检查或选择胚胎进行体外受精看到的胚胎图像都在文化上成为所有形式的怀孕中的重要时刻，而这几乎不取决于孩子是否存在于父母的身体里。斯迈多的结论是，在我们的社会中本就有许多养育孩子的方式，在怀孕和分娩中寻找父母身份的某种神秘本质是值得怀疑的，因为怀孕与分娩既不直接与亲子之间真实联结的发展相关，也不能直接为孩子带来实际益处。

研发可以复制维持胎儿生长所需生理环境的人造子宫仍存在挑战，例如，需要提供正确的营养供应、无菌且温暖的液体，以及做好与脐带系统的连接等，但除此之外我们对女性在自己体内孕育孩子的重视程度仍有待仔细考量。我们需要思考这种重视在多大程度上是源于一种愈加陈旧的社会观念，即女性作为母亲应该在社会中扮演什么样的性别角色。

对于人造子宫，我们很难否认它为每年1500万早产婴儿所带来的支持与好处。如果没有这些人造子宫，这些早产婴儿可能会患有严重的呼吸、心血管、视觉和听觉的问题，以及学习障碍。但我们也将在此遭遇费尔斯通曾经历过的困扰，即这些女性身体的复制品的设计中存在着何种假设。我们是否将在其中看到男性凌驾于女性之上的生育选择权的再现？抑或是它将有助于解放女性，赋予女性更多的生殖选择权，进而赋予女性更大的自主权？

这些问题的答案正如荷兰研究团队的设计选择已表明的那样，也正如贯穿本书的案例所展示的那样，在很大程度上取决于我们通过人造子宫的科学所培养的观念以及该技术本身所具有的可能性。费尔斯通本人已告诫我们，人造子宫既有压迫能力，也有解放能力，而具体是哪种则取决于谁掌控了科学。

考虑到这些原因，我们会注意到，在荷兰人造子宫模型研究团队中工作的都是男性——对我来说这是个困扰。正如我们所见，在医学领域中男性科学家已过度代表了该领域并决定了该领域的优先事项和值得研究的问题。例如，大众媒体已经关注到的一个情况是，荷兰研究团队设计的模型是一个肉色的球，更像悬挂的睾丸，而不是子宫的形状。人们将其比作"炼金术中的小矮人"（指的是中世纪炼金术士在玻璃瓶中"召唤"出他们自己形象的迷你版本。他们相信，这些矮人甚至可能是人类在精神上的高阶版本）。正如你可能想到的，一些女性主义者把人造子宫看

第十四章 人造子宫

作是男性控制生殖的历史的延续,它会使女性角色遭到淘汰,同时以明显的男性化形式创造人类的理想化版本。我不能说他们是错的,他们提出了一些可能性以及有必要讨论的内容,而在当今社会中这些讨论将决定我们对人造子宫的想象,以及我们为人造子宫创造的角色。

无论人造子宫看着是否像睾丸,毫无疑问的是,要确保人造子宫不像其他医学一样成为男性的幻想,仍有一些工作要做。倘若在未来人造子宫技术能够得到充分发展,那么它将可能为那些女性身体的所有者提供新的选项与选择机会,让她们可以以新的方式孕育孩子。它甚至可以为那些无法自然受孕的人们提供生育治疗的选择,这其中包括不孕的女性和夫妇以及单身人士和性少数群体,为他们创造子宫移植等方案的替代方案(因为子宫移植具有医疗风险)。

最终,这项技术的解放潜力如何将取决于人们用什么样的观点来塑造它的使用方式。例如,如果人造子宫孕育成为替代自然孕育的可行方案,那么那些采用传统方式孕育的女性是否还能得到她所需的支持?如果医学研究可以选择在完全脱离母体的环境中研究胎儿的发育,那么医学研究是否会优先考虑怀孕期间的女性的健康?

除了女性医疗需求可能被进一步忽视的风险外,人造子宫还可能导致更大程度的控制——在怀孕以及治疗孕妇的方式上。选择它作为替代性的、可能更为安全的怀孕方式可能引发这样的争论,即孕妇应当受到更密切的监控,而这将再次损害亲生母亲对于自己的怀孕事宜做出决定的权利。伦敦大学伯贝克学院

241

（Birkbeck，University of London）的法学博士克莱尔·霍恩（Claire Horn）指出，早在19世纪70年代，人类就开始尝试制造人造子宫，但这种早期尝试所代表的其实是一种"将母亲从怀孕中抹去"的努力。因为当时许多产科医生担心"母亲自身以及她不卫生的习惯、不负责任的行为和焦虑的情绪可能会给婴儿带来危险，如果医生将子宫培养箱牢牢地掌握在自己手中就能遏制这一切"。在今天的人造子宫的设计和实施过程中，我们需要警惕这些观点的延续：女性是无能的，而她们的生殖机制是可控的。我们应当设身处地考虑身体所有者们的需求，倘若我们仍坚持"男性可以掌控女性的生殖"这类根深蒂固的观点，那么人造子宫将与自然子宫无异，女性的权利也将继续被忽视或被剥夺。

还有一个重要的问题是谁将有机会获得这种终将发生而又价格高昂的生育选择。研究员兼作家索菲·刘易斯（Sophie Lewis）写道，每年仍有数以千计的女性死于怀孕相关的并发症。这些并发症可以归因于社会，而不仅仅是"自然"原因。怀孕之所以可能是致命的主要是出于政治和经济原因。通常情况下，更安全的怀孕一直是白人与富人的特权。而体外发育技术则很可能进一步加剧现有的在能够负担起与不能负担起技术援助的人们之间出现的生殖不平等情况。因此，当谈及人造子宫的发展时，重要的是不仅要知道谁在设计、谁将控制这些技术，还需知道谁可获得这些技术，以及哪些女性会在何种情况下使用这些技术。

医学报告已表明，在不孕症（infertility）的治疗和辅助生殖技术的获取方面存在着种族和族裔差异。在英国，单周期试管婴儿的治疗费用高达5000英镑，而一对夫妇通常需要进行多周期的治疗。[6]没有理由认为人造子宫会与此有所区别。在最糟的情况下，我们可以想到《使女的故事》(*Handmaid's Tale*)中的场景：当无法平等地获得医疗保健时，能够负担得起人造子宫费用的女性将能够不受干扰地生活，而那些无法负担此费用的女性则可能会在生活方式的选择上受到密切监控和严格评判，这是为了"确保"她们能为胎儿提供最佳生长发育条件，仅因她们所采取的是"不合格"的生育途径。

◎ 另一种愿景

不过，也存在着另一种可能的未来，它或许没有费尔斯通的乌托邦那般理想，但对实现女性健康来说是有希望的。暂且不谈社会的彻底重组问题，而是试想只将人造子宫作为一种拯救生命的替代性方案引入临床护理并仅应用于重症新生儿的监护中的情景。在这样的情况下，那些在关键的第28周之前出生的超早产儿（通常会因此死亡）将得以存活。全球每年有逾1500万（且仍在不断增多）的早产儿将被转移到新的子宫环境中，在那里他们能获得健康发育所需的支持。再想象一下，参与模型开发的科学家和设计师，以及参与这些模型测试的研究参与者，是一个具有广泛代表性的多元化女性群体。她们会以一种有利于女性身体需求的方式打造人造子宫和它的相关程序；她们所提出的研究问题、所做出的研究设计会确保人造子宫的研究和应用将有益于母亲、孩子，以及世界各地女性的身体，她们的研究发现也会展现出针对女性身体的特定研究的新领域。

设想一下，那时，如果人造子宫经过了试验与测试并准备投入临床使用，同时各国的医疗卫生服务系统或保险机构又能免费提供这种新式的新生儿护理服务，那么，不仅富裕家庭可以获得这种挽救生命的可能性，低收入女性与少数族裔女性亦能获得这种可能性，并能够为她们的孩子提供一个更好的生命开端。目前，这些低收入女性与少数族裔女性占据早产儿母亲中的大多数，她们往往被迫在医疗卫生方面做出妥协。此外，由于早产儿母亲通常也是鲜有机会获得有效医疗卫生服务的母亲，而这样的技术也将避免孩子的早产对她们造成长期且有害的身心后果。也许我们将会生活在这样的一个世界中——更多的孩子将会和他们健康的父母一起过上充实的生活，他们的孩子或许亦将如此。

目前，人造子宫的发展尚不规范。尽管如上文所描述的那样，人类子宫的人造模型已致力于支持早产儿，但其他科学研究团队正致力于探索动物完全体外发育的可能性。最近发表的一些报告表明，人造子宫有可能从科学家研究早期发育的实验室工具转变为用于培育和维持人类胚胎从受精到出生过程的临床工具。其中两篇报告报道了人类囊胚（blastocyst，处于发育第一阶段的哺乳动物胚胎，是由受精卵长成的由数百个细胞组成的空心球）的产生，它不仅未经受精，甚至还不是使用胚胎细胞培养得到的，而是通过在特定条件下培养非胚胎细胞使其转化为囊胚样结构得到的，即所谓"类囊胚"。在第一项研究中，科学家使用一个已建立的干细胞系中的干细胞来制造类囊胚。[7]而在第二项研究中，科学家则使用成人皮肤细胞，将其重新编程为类囊胚。[8]在同一议题下发表的第三篇研究文章则报告称，他们已经开发出

第十四章　人造子宫

一种人造子宫，可维持早期小鼠胚胎生存并使其发育成具有完整器官的胎儿。[9]这些进展均符合目前在实验室中进行胚胎研究的法律限制，但我们仍须进一步讨论科学是否已准备好支持体外发育完整、安全地进行，也仍须探讨这些探索是不是我们的社会所期望的。在这种情况下，最有用的问题将是有关"人造子宫的可能性"的问题，它是许多科幻小说和女性主义作品的基础素材，却常被误解为简单的是非问题。

对我来说，女性主义思想的遗产引出了一个更重要且充满可能性的问题，即人造子宫的探究尝试是出于何种目的？为全社会的母亲和早产儿提供支持是我所支持的一个动机。完全体外发育可为女性提供更多选择，但这仅在这种技术安全的情况下才能实现，而且，只有当生育受到重视时，这种技术才能受到重视。如果这种技术的应用不仅仅如此，而是如同费尔斯通所想象的那般，不仅将女性从生育中解放出来，而且能使生育成为一项具有社会价值的贡献，那么，随之而来的便是适当的社会基础设施的建设。届时，选择生育的女性将得到支持，而那些不愿选择生育的女性如果愿意尝试，也将会获得充足的资金支持来接触这一尖端技术。到那时，也许我们将会看到一个全新的社会，女性不再被生育能力定义，取而代之的是在生育上获得支持。

人造子宫将有望成为新兴医疗系统的核心象征，在这个新的医疗系统中，它将成为所有学科共同关注的重要问题，它敢于为自认为已经了解了一切的医学提供不同的视角、提出不同的观点，它会融合对女性、少数族裔和其他少数群体的身体至关重要的新视角、新观点，它会为永远需要进步、创新的医学教科书增加新层次的意义。生物技术中出现的先进技术将有助于提供一个有待解答的新框架，促使科学家进一步探索。乌托邦和反乌托邦之间的区别不仅取决于我们在发展科学时所一同发展的社会基础设施，也取决于我们重视什么，重视谁，以及当我们想象我们拥有的选择和我们想要提供的选择时，我们允许我们的思想漫游多远。

结　语
Conclusion

> 重要的是我们用什么事物来思考事物；重要的是我们用什么故事来讲述故事；重要的是用什么样的问题去问问题，用什么样的思想去思考，用什么样的描述去描述，用什么样的联系去联系。重要的是什么样的故事构成了世界，什么样的世界组成了故事。
>
> ——唐娜·哈拉维[1]

我们有着共同的生物学特征。虽然我们栖居于独一无二的生物世界之中，但我们都能理解生活在身体里和通过身体生活意味着什么。科学和医学本应满足这一普遍需求，但不知为何，在发展的过程中，它们却围绕着分裂的观念发展，仅服务于一小部分人。这种分裂的根源是其讲故事的方式。科学一直在讲述那些夸大自身普遍性的故事，而忽略了那些挑战其定义之权力的故事。是时候改变这种状况了。

我们看到了目光所能及的最远处，但科学的任务是在合适工具的辅助下想象一切我们可能到达的地方。这是一个极具挑战性与创造性的尝试。但在本书中，我希望能说明故事是如何发挥作用的。为了突破这些领域中的性别限制，科学家们需要面对那些他们一直在说的已经过时了的故事，需要开始倾听那些能够打破他们先入之见的故事，需要鼓起勇气开始讲新故事。

本书中有关女性及其身体意义的故事——那些在科学、艺术领域和在互联网上讲述的故事——无论是贬义的还是离奇的，有局限性的还是新鲜的，对我来说都是能带来希望的故事。

这些故事表明，科学具有可塑性，即具有随着观念的改变而不断发展的潜力。将子宫内膜模型当作是与免疫功能有关的故事去讲述，而不仅仅将其作为与生育有关的故事，可能会使科学家走上一条完全不同的道路，而这条道路有益于每个人的健康。我们还可以阅读科学家讲过的有关男性和女性身体的旧故事、精子和卵子细胞及它们各自扮演的角色的旧故事，重新解释这些故事，找出可供科学家们探索的开放性问题。本书虽批评了医学的现状，但我是怀着满腔爱意而写就的——一种对"好的科学"可达成的愿景的爱，一种通过开辟不同的生物世界去改变叙事的爱。

18世纪的诗人兼哲学家诺瓦利斯（Novalis）写了一个有关"得不到的爱情"或者说是有关失去爱人的故事，并用蓝色的花来象征这样的感情。"蓝花"（德文写作Blaue Blume）因此成为浪漫主义灵感的核心象征。诺瓦利斯通过他未完成的成长故事《奥夫特丁根》（*Heinrich von Ofterdingen*）将蓝花这个象征引入了浪漫主义运动。在这个故事中，年轻的海因里希（Heinrich）在邂逅了一个陌生人后梦见了一朵蓝花，这朵花呼唤着他，吸引了他的注意力。这朵花代表了欲望、爱、对无限和不可知之物的形而上学的追求，贯穿于整个浪漫主义运动之中。

结　语

科学家仍无法制造出蓝花。他们已经尝试了很多次，很多公司已经接近成功，创造出了淡紫色或深紫色的花。但蓝花仍然代表着那些无法达到的目标——也许这也是好事。数百年后，科学家们还在借鉴一个构思出来的故事来创造园艺品种，这一事实证明了故事的持久力量。蓝花的力量并不因其虚构性而减弱，实际上其力量反而更加强大，因为蓝花支撑着古往今来的科学探索，提醒所有人要不断质疑所知的边界。

蓝花作为一种象征出现在许多文艺作品中，影响深远的有斯坦利·库布里克（Stanley Kubrick）的电影《大开眼界》（*Eyes Wide Shut*）。有趣的是，颇具影响力的哲学家、文化评论家兼散文家瓦尔特·本雅明（Walter Benjamin）在《机械复制时代的艺术作品》（*The Work of Art in the Age of Mechanical Reproduction*，1935）中也使用了这个词。他在书中提出了一种大规模生产时代的艺术理论，他认为，在这个时代，艺术作品只能在情境中阅读："在这里，现实中非物质层面的事物已经转化为极致的人工创造，而在技术领域中，对即时现实的憧憬则如同科技领域中的一朵蓝花。"本雅明认为，在他的时代里必须在政治情境下理解艺术，因为艺术已经被嵌入高度组织化的大规模生产的科技体系中；艺术的表达失去了即时性，不再是纯粹的表达，人们所看到的现实则被赛博格网络渲染、调色（在此我斗胆结合了自己的评论）。本雅明书中的蓝花再一次表明，故事的叙述在科学中的重要性。

故事向我们展示了科学存在于怎样的世界之中，以及与科学密不可分的环境是怎样的，它包括塑造了科学的社会网络、科学所服务和排斥的人群，以及使得科学更真实生动的情境。故事与科学因共同的想象而联系到一起，它们用各自独特的语汇来反映时代，又往往揭示了相似的真理——例如，考虑到目前人类自身在科技系统中的位置，我们永远不可能绝对确定真理。科学中的真理就像艺术中的真理一样，总是被特定的角度所框定，总是有更多的东西有待解释，永远是一朵蓝花。

这代表了科学永不可及的边界，代表着科学永恒的可能性，也代表着人们所知的东西将永远是有限的。解决办法便是创新故事叙述的方式。科学家有责任继续寻找新的故事，寻找所需的工具来扩展现有的故事，兼容那些目前被排斥的群体的视角。正如哈拉维所说："重要的是什么样的故事构成了世界，什么样的世界组成了故事。"

正如本书中一直在说的，为了解决医学领域中的性别偏见，我们最需要的创新方法可能不是传统意义上的高科技，但高科技绝对是一种先进的方法。没有任何技术可以让科学家超越故事叙述这一人类挑战，因为科学家们尽管看起来是在不断地追求某些看似永恒的东西，但他们永远无法逃避他们作为社会一员应当肩负的责任。

在某种意义上，我想我也在追逐蓝花。我一直无法解释自己的身体。这是个大问题，因为当我面对医学专家或者面对某些医学观念时，我感到这种无法解释是出于我的无知或多疑，这也让我在潜意识里觉得，我身体的一切本都应该是可知的、可控制的、可修复的。正是这个谜团促使我思考、写作，让我先攻读了博士学位，而后又寻找到了其他传播途径，比如这本书，让我能够更全心全意地拥抱这种神秘和未知。

一直以来,我都对我身体的未知之处感到着迷和好奇,现在,当我感受到这种敬畏感与医学所宣称的对我身体的了解之间的紧张关系时,当我身体的未知之处显现为医生的不屑一顾,或是教科书中以与男性身体有关的图表和文字掩盖有关女性身体的知识缺漏时,我认为这是科学承认和容纳未知的能力之局限,而这种未知将挑战科学的自我重塑能力。我意识到这是一个系统性的问题,而不是我个人的身体或心灵的问题,这促使我继续创造对话空间,希望这些对话空间能让科学持续不断地面对其自身的许多矛盾,并最终促使科学接受这些矛盾,因为矛盾是科学灵感之动力,也是社会变革的动力。

在我书写自己在医疗系统中的经历的过程中,最重要的时刻之一是我为网络出版物《纸浆杂志》(Pulp Magazine)写了一篇有关放置宫内节育器(或节育环)经历的文章[3],并收到了回应。我所写的是与妇科医生的一次特别遭遇,奇怪而又令人困惑,我以前一直认为这样的经历无趣而平凡,但当我开始写下自己的病史时,这样的经历却不知怎的跃然纸上。写好发表后,我收到了来自世界各地女性的回应,她们告诉我她们与这样的经历产生了共鸣,也同样感受到了遵循性别刻板印象带来的压力,而她们只能默默接受令人不适的医疗程序,无视她们自己更好的判断,甚至责备和羞辱自己。这些亲切而慷慨的回应驱散了那早已被我内化于心的关于"完美女孩"的神话——女孩生而干净、整洁、性感,女孩的阴道可以轻易放入卫生棉条。

在我们与或基础或先进的技术互动的过程中,在这些技的围绕、渗透、帮助以及伤害之下，我们似乎都很矛盾，并持续地处于这样一种状态之中——去成为我们认为自己应该成为的女性。这意味着，通过重新设想我们所使用的工具，以及工具使用的方式和用途，我们可以改变作为一个"女人"究竟意味着什么，也许还可以完全摒弃这个历史中既定的分类，还可以用构成医疗系统的某一部分来取代"女人"这一分类，这将对更多人有益。

我在本书的开头就提到了，人们在生病或遭受痛苦时才会对自己身体有高度的警觉；只有人们在直面自己身体的局限性时人们才会真正关注自己的身体——所以被医疗系统赋予特权的人可能无法理解这种对自身身体的关注。我经常因为别人的这种不理解而感到沮丧——他们让我质疑自己，有时我也希望自己不要执着于此。但后来我想到，体验身体的局限性也会让我们注意到身体是如何促成我们对世界的体验的。经历过这种身体局限性的人会更了解自己，因为他们能意识到自己的视角受生理功能所调节，能意识到身体是工具，不仅决定了他们与世界互动的方式，也框定了他们的经验与立场。

科学家们可以从中学习、培养这种自我意识，承认我们的观点是独特而宝贵的，但它永远不是全面的。科学家们应更有意识地去了解未经探索但有巨大价值的那部分世界，在科研地图上标出自己的遗漏，供他人探索。如是，科学家们既站在了巨人的肩膀上，又站在了普通人的肩膀上，拥有了同样宝贵却又不尽相同的见解。科学，作为故事的集合体，总在进一步探寻真相。开放性以及追逐开放性的持续奋斗是科学、艺术和全人类共同的基础。

结 语

苏珊·安克（Suzanne Anker）是一位生物艺术家，也是生物艺术运动先驱之一。生物艺术家们发掘了俏皮的故事叙述方式并以此超越性别偏见，而这些故事叙述方式是现如今的科学家所需要的。生物艺术家们大胆地面对生物学经验中的矛盾性和复杂性，用生命本身来照亮生命。这些艺术家的工具箱中没有颜料，有的是活体组织、细菌、活体微生物和生命过程。

安克的艺术作品中我最喜欢的是一系列名为《虚空画（置于培养皿中）》[Vanitas (in a petri dish)]的培养皿作品。在该系列作品中，安克使用了生物技术研究者的工具、材料和方法，配合上摄影、象征和隐喻等艺术工具，创造出了令人神往的迷你风景画。这些迷你风景画主要由天然材料组成，但也有人造材料，主要材料包括五颜六色的花、昆虫、种子、小型两栖动物的骨架、水果片、蛋黄、海胆的外骨骼、干燥的橘子皮、带刺的豆荚，甚至还有安克在去布展的路上吃剩的小块骨头。[4]《虚空画》采用的是17世纪荷兰的一种静物绘画风格，画中描绘了死亡和腐烂的物体，以使观众联想到"人必有一死"。安克将其迷你风景画置于实验室中科学家的培养皿中，以此揭示生物技术时代的生命假象，提醒人们关注当前在生命合成、生命维持和生命重要性排序等方面做出的选择。合成生物学（synthetic biology）为干预生命周期创造了新的机会，而通过这种艺术方式，安克将合成生物学与艺术家的探索空间进行了类比。

安克是在以艺术家的身份而不是以科学家的身份使用培养皿——也就是说，这里的培养皿指的不是有培养生物的培养基的工具，也不是作为仅仅通过公式化的可复制性来验证假设的工

制造误诊

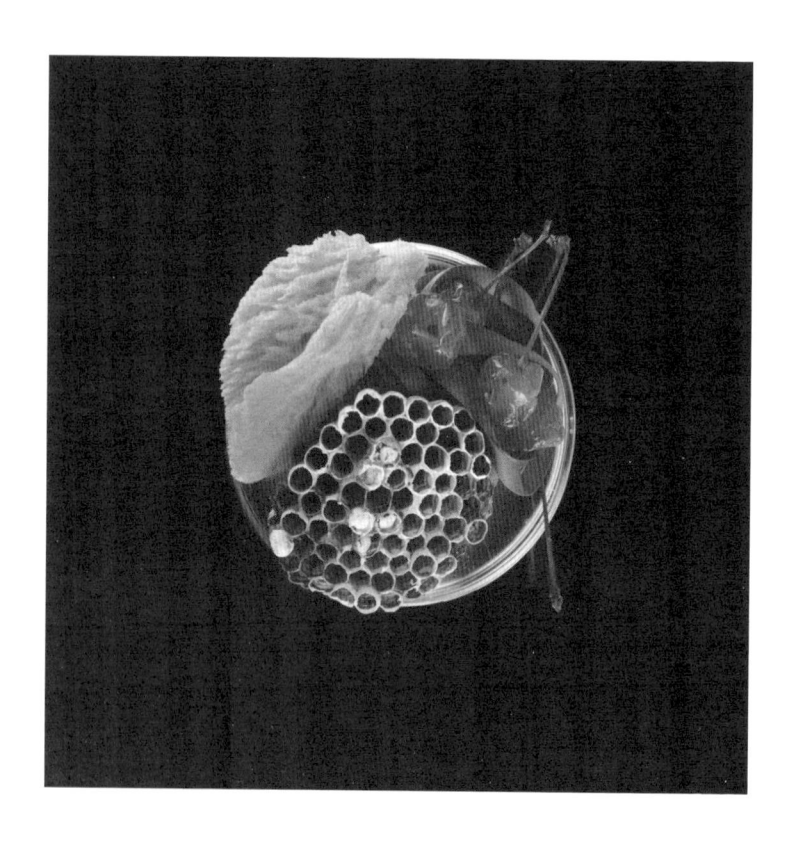

《虚空画（置于培养皿中）03》，由生物艺术家和视觉艺术先驱苏珊·安克创作[2]

具，而是一种"文化科学"的框架。于我而言，这些五彩斑斓的艺术作品在警示：在生物技术时代，科学家比以往任何时候都像艺术家，他们需要选择自己的调色板，需要选择如何绘制想要着手探索的风景画，而随着工具和未来可能性的不断扩展，他们比以往任何时候都更能选择科学的方向，选择如何开展科学研究、解决哪些问题、这些研究是不是新方向，以及选择要帮助谁。

培养皿内的风景画让我想到，在实验室之外，在未来的世界中，科学正在创造的景色。科学可以选择将其所遇到的未知和矛盾纳入研究范围之中，从而让世界变得更美好——或者，也可以拒绝未知和矛盾而去选择它已知的、"经过检验"的事实。

这个未来的世界是由联结构成的。这指的是身体与社会和自然环境之间的联结、医生与患者之间的联结，以及科学家与社会之间的联结。这是一个联结着我们所有人的时空连续体，目前的挑战在于——并且也将一直是——在发展的过程中，采取能够增进并保障所有人福祉的策略和布局。为了使这些联结更引人注目，我们需要故事，尤其是畅想未来的故事，这样的故事可以创造空间，让科学家在此遨游。这里，我不得不提生物艺术家萨莎·斯帕卡（Saša Spačal）创作的"物种间的联结器"。

在一个名为《我的联结》（*Myconnect*，2013）的作品中，斯帕卡邀请参观者参与人类和真菌菌丝之间的动态交互和体验式交流。体验者进入一个可以用传感器检测他们心跳的房间，心跳声会回放给他们听。房间内真菌的自然化学反应被读取后也会产生一些数据，这些数据调整了体验者的心跳声。真菌的自然化学反应所产生的数据会通过声、光和触觉刺激反馈给人体，进而影响体验者的神经系统和心率。因此，正如该项目网站所说的，"通过心跳，人的神经系统和人与真菌之间相联结的反馈回路相结合了"。[5]这是一个感觉反馈回路形式的赛博格机器，它揭示并表达了人类与自然环境之间微妙的共生关系。这种共生关系一直存在，但因机械技术的新形式而变得更易感知。

我们与我们所处的环境以及其他生命形式相联结，我们用自己的身体和工具与它们互动并建立关系。我们的身体与外界一切事物的关系错综复杂，我们也一直都会是这无序延伸的网络中的一员。而对这个我们才刚刚开始了解的复杂互动网络而言，性别分类真的具有预见性吗？在这个奇异的机械背景之下，显而易见的是，我们人类对二元分类的迷恋极为荒唐。我们当下的世界中，有着大量未被定义的、未被探索的且未被限制的反馈回路和联结，在这样的背景环境下，科学所面临的挑战显而易见——那就是从性别差异开始。这没什么，但请永远不要忘记，只关注它就会只停留在表面。有如此多的维度需要探索，人们总是在选择，选择承认哪些与他人或其他生命形式的联结，而又忽略哪些联结。

这是一个令人不知所措的想法，但我们都知道，在真正的大灾难如迅速蔓延的疾病面前，"真正"的生物隔离是不可能的——口罩、墙壁、距离——最终都是徒劳，都无法切断我们之间的联结，无论那是细胞、粒子、激素、话语还是通信。科学与医学可以选择使用它的工具来更好地理解这些联结，也可以选择视而不见。它可以选择扩大医学的世界，对其所维持的社会关系负责，或是继续为那些因目前的方法和研究焦点而受益的男性身体服务。科学无法独善其身。

结　语

　　科学所获得的知识塑造了我们的社会世界，也被我们的社会世界所塑造，由权力关系构成的世界已经深深影响并塑造了科学中的思想、治疗方法以及研究目标。如果科学家和医疗从业人员的视野和观点不随着时间的推移而发展的话，他们能做的只会是不断巩固现状。正如我在本书中说过的那样，科学家们可以选择要讲述什么样的故事，故事讲述的方式有许多可能，但若仅是重复其中的某些模式，（那么不论科学本身是多么的系统化，都）可能导致科学迷失在我们已共同拥有的风景之中，但是，如果不断地发掘我们共享的未知，这片风景将变得更加宜人，它将对更多人敞开怀抱。

致　谢

人们在表达感谢的时候，往往会谈论自己创作的缘起和成长的境遇。那么让我来谈谈我自己的情况。

以我的经历而言，本书的诞生与以下很多重要的人事物有关。在我读博期间，我萌生了在书店里写作的想法，想象着我所学到的东西以及我现有的这些想法会吸引到许多读者。因此，我要感谢那些书、其作者、书店以及经营书店的那些人，感谢这一切带给我的希望和自由。我还要感谢我的研究小组——剑桥大学生殖社会学研究小组，特别是萨拉·富兰克林（Sarah Franklin）教授、凯蒂·道（Katie Dow）博士和阿马普雷特·考尔（Amarpreet Kaur）博士，是他们的学术指导、精神支持和我们之间的友谊促使我在攻读学位期间乃至之后不断发展观点，增强信心。

另一个重要的人则是我的经纪人，来自伦敦联合代理公司（London United Agents）的伊莱·克伦（Eli Keren），他发现了我这颗小种子中的蓬勃生命力，帮助它找到了成长的空间。他赋予了一个故事及其作者新的生命，我将永远感激他。

伊莱为我的书找到了出版商，我很高兴能与霍德与斯托顿出版社（Hodder & Stoughton）合作，特别是能与我的编辑伊齐·埃弗林顿（Izzy Everington）合作。在整个过程中，伊齐以鼓舞人心的创造力、关怀和信念引导我，在这个项目上，我根本想象不出还有谁是比他更好的合作者了——非常感谢你，伊齐。

接下来我便要感谢那些在我完成本书的过程中与我交流过的人。这些活动家、艺术家、研究人员和科学家由于人数众多，在此不一一列举，他们富有思想性的话语与爱意充盈了本书的每一章。他们向我分享了自己的经历、挫折，最重要的是热情。每当他们和我交谈时，我都感受到了他们的力量，饱含着多年来为女性健康所付出的具有同理心的关怀，而本书正是在这种集体希望的精神之下诞生的。我想要感谢你们每一个人所做的工作，以及与我交谈时所付出的时间。

然后，我要感谢那些在讨论我们的健康话题时让我参与到对话之中的女性。在我开始写关于身体的故事后就在文章和对话中分享了自己的经历。我因此得到了这些女性的回应，不仅得到了理解，还收获了慷慨回赠的故事。通过这些交流，我逐渐领悟到，叙述故事具有一种令人敬畏的、变革性的力量，可以改变女性的健康和生活质量现状。谢谢你们与我一同书写这个故事。

接下来，讲到我的成长环境。我的性格一直是乐观的，这样的性格利于思考和写作，利于在这个世界上立足。为此，我首先要感谢我的母亲。妈妈，谢谢你对我的照顾，谢谢你的倾听和鼓励，谢谢你有时甚至为我而斗争。你总是鼓励我要诚实和勇敢，因此你给了我所需要的一切。爸爸，我从大洋彼岸感谢你的爱和支持，你对我的信任甚至胜过我对自己的信任。我已经长大了的小弟弟布鲁斯（Bruce），是你坚定的爱和同理心成就了本书，

致 谢

这些年来，对我而言，你比你想象的更重要，我很感激你。我还要感谢其他家人，无论我们是不是直系亲属——卡拉（Carla）、玛丽安（Marian）、琼妮特（Janet）姨妈、比安卡（Bianca）、卡门（Carmen）和伊齐（Izzy），我要感谢你们的爱和笑声，让我无论身在何处，无论变成怎样，都有一个家。

我知道，拥有这样的境遇并非偶然。能够这样思考、写作，有这样的生活方式和机会，我是非常幸运的。我珍视这块肥沃的土壤，想深情、娴熟地耕耘它，这样，这片土地就可以孕育出更多的生命。

注 释

· 用语说明 ·

1 "社会建构的观念"的意思是说,人们所认知的现实、观念或想法,是通过社会互动和文化背景构建形成的,并非客观存在,而是受到社会文化多种因素的影响。——编者注

· 第一章 ·

1 Public Health England. "Survey reveals women experience severe reproductive health issues". 26 June 2018. See: https://www.gov.uk/government/news/survey-reveals-women-experience-severe-reproductive- health-issus.

2 Lynn, Enright. *Vagina: A Re-education*, 2019. Allen & Unwin.

3 Jackson, G. "The endometriosis plan is good news. If funding follows". *Guardian*. 14 May 2018. See: https://www.theguardian.com/commentisfree/2018/may/ 14/the-endometriosis-plan-is-good-news-if-funding-follows.

4 Endometriosis UK. "Endometriosis facts and figures". See: https://www.endometriosis-uk.org/endometriosis-facts-and-figures.

5 Batha, E. "UK lawmakers urge action to help 1.5 mln women with en

dometriosis". *Reuters*. 19 October 2020. See: https://www.reuters.com/article/britain-women-health/uk-lawmakers-urge-action-to-help-1-5-mln-women-with-endometriosis-idINL8N2HA511.

6 Lancucki, L., et al. "The impact of Jade Goody's diagnosis and death on the NHS Cervical Screening Programme". *Journal of medical screening*. 2012; 19(2): 89–93. doi:10.1258/jms.2012.012028.

7 *Better for women report*. "Improving the health and wellbeing of girls and women". Royal College of Obstetricians & Gynaecologists. December 2019. See: https://www.rcog.org.uk/media/h3smwohw/better-for-women-full-report.pdf.

8 Marquez, P. V. "Healthy women are the cornerstone of healthy societies". World Bank Blogs. 12 January 2017. See: https://blogs.worldbank.org/health/healthy-women-are-cornerstone-healthy-societies.

9 依据世界银行集团所发布的女性人口占比数据，近20年来，全球女性人口总占比约为49.7%，但许多国家的女性人口占比可达50%，如英国及欧盟国家等。2023年，中国的女性人口占比约为49%。——译者注

10 Marquez, P. V. "Healthy women are the cornerstone of healthy societies". World Bank Blogs. 12 January 2017. See: https://blogs.worldbank.org/health/healthy-women-are-cornerstone-healthy-societies.

· 第二章 ·

1 2020年发布的一项研究证实，HPV疫苗大大降低了浸润性宫颈癌风险。研究人员对瑞典150多万名女性进行了长达11年的跟踪调查，发现与未接种疫苗的女性相比，接种疫苗的女性到30岁时患宫颈癌的风险降低了65%。英国公共健康局（Public Health England）在2018年发布的一份报告显示，在英国引入疫苗接种计划10年后，被16/18型HPV病毒感染的16～21岁的女性减少了86%。虽然中低收入国家在扩大疫苗

注 释

接种规模方面仍任重道远,但高收入国家消除病毒已经指日可待。

2　Sandall, J., Soltani, H., Gates, S., Shennan, A. & Devane, D. "Midwife-led continuity models of care compared with other models of care for women during pregnancy, birth and early parenting". *Cochrane*. 28 April 2016. See: https://www.cochrane.org/CD004667/PREG_midwife-led-continuity-models-care-compared-other-models-care-women-during-pregnancy-birth- and-early.

3　Five Year Forward View. "Implementing Better Births: Continuity of Carer". NHS. December 2017. See: https://www.england.nhs.uk/wp-content/uploads/2017/12/implementing-better-births.pdf.

4　Sanders, J., Hunter, B. & Warren, L. "A wall of information? Exploring the public health component of maternity care in England". *Midwifary*. March 2016. 34: 253–260. See: https://doi. org/10.1016/j.midw.2015.10.013.

5　Five Year Forward View. "Implementing Better Births: Continuity of Carer".

6　2020年,受英国国家临床研究网络联盟(UK Clinical Research Collaboration)委托,由兰德公司欧洲分部(RAND Europe)主导,英国国家健康与保健研究所和惠康信托基金会资助的一项研究分析了英国目前对怀孕相关研究的资助情况,并结合研究人员、医疗保健专家和公众的意见,对该领域的重要问题进行排序。在他们对600多名研究参与者的调查中,孕期与孕后的心理健康问题被置于首位,其次是服药问题、死产问题和母乳喂养问题。因此,心理健康被所有健康怀孕直接相关者认为是最重要的问题。

7　NICE. "Antenatal and postnatal mental health: clinical management and service guidance". Updated 11 February 2020. See: https://www.nice.org.uk/guidance/cg192/chapter/introduction.

8　例如,2015年发布的指南预估,有85%的地区没有专业的围产期心理健康服务,无法提供达到实践指南水平的护理。

9 荷兰的一项研究显示，所有男性中只有1/3的男性，以及20%70岁以上有严重勃起障碍的男性患有严重的心理问题。此外，在性活跃的男性中，17%～28%的人没有正常的勃起，这表明充分的勃起功能对性功能来说并不重要。详见：Blanker, M. H., et al. "Erectile and ejaculatory dysfunction in a community-based sample of men 50 to 78 years old: Prevalence, concern, and relation to sexual activity". *Urology*. 2001. 57: 763–768.

· 第三章 ·

1 Gunter, J. "Dear Gwyneth Paltrow, I'm a GYN and your vaginal jade eggs are a bad idea". 17 January 2017. See: https://drjen-gunter.com/2017/01/17/dear-gwyneth-paltrow-im-a-gyn-and-your-vaginal-jade-eggs-are-a-bad-idea/.

2 Brodesser-Akner, T. "How Goop's haters made Gwyneth Paltrow's company worth $250 million". *New York Times Magazine*. 25 July 2018. See: https://www.nytimes.com/2018/07/25/magazine/big-business-gwyneth-paltrow-wellness.html.

3 Sack, G. *Kegels Are Not Going to Fix This*, 2020. Afferent, LLC.

4 Shah, S., M., Sultan, A. H. & Thakar, R. "The history and evolution of pessaries for pelvic organ prolapse". *International Urogynecology Journal*. 2005; 17: 170–175. See: https://link.springer.com/article/10.1007/s00192-005-1313-6. Green, M.H., ed. *The Trotula: An English translation of the medieval compendium of women's medicine*. University of Pennsylvania Press, 2013. Frymer-Kensky, T. "The Strange Case of the Suspected Sotah", in "Women in the Hebrew Bible", ed. Bach (1999, New York and London: Routledge, pages 463–474).

5 Shah, S., et al. "The history and evolution of pessaries..."

6 Abhyankar, P., Uny, I., Semple, K., et al. "Women's experiences of

receiving care for pelvic organ prolapse: a qualitative study". BMC *Women's Health*. 2019; 19(45).

7 德兰西教授在他的密歇根诊所进行的一项研究表明，手术后7年，90%的人对结果感到满意。

· 第四章 ·

1 这句话的意思是说，这幅画隐含着观察者凝视，画中的人物都没有看向画的中心，即这具尸体本身，要么是看向别处，要么就是只看向被解剖的手臂。而看这幅画的人通常也首先关注到画家刻意强调的被解剖的右臂，而非实体本身。可以说，这个被杀死、被暴露的身体位于场景中心，却被放任不管，无人观看。参看马西莫·莱昂内：《论无意味：后物质时代的意义消减》，第一版，四川大学出版社，2017年，第138—140页。——编者注

2 Sebald, W. G. *The Rings of Saturn*, 1995. London: New Directions Books.

3 The Anatomy Lesson of Dr. Nicolaes Tulp, Rembrandt van Rijn. See: https://commons.wikimedia.org/wiki/Category:The_Anatomy_Lesson_of_Dr._Nicolaes_Tulp#/media/File:Rembrandt_-_The_Anatomy_Lecture_of_Dr._Nicolaes_Tulp_-_WGA19139.jpg.

4 Masters, W. H. and Johnson, V. E. *Human Sexual Response*, 1966. Boston: Little Brown & Co.

5 Chivers, M. L., Rieger, G., Latty, E., et al. "A Sex Difference in the Specificity of Sexual Arousal". *Psychological Science*. 2004; 15(11): 736–744. See: https://doi.org/10.1111/j.0956-7976.2004.00750.

6 Angel, K. *Tomorrow Sex Will Be Good Again*, 2021. Verso.

7 Gilliland, A. "Women's experiences of female ejaculation". *Sexuality & Culture*. 2009; 13(3).

8 Bering, J. "Female ejaculation: the long road to non-discovery". 17 June 2011. See: https://blogs.scient?camerican.com/bering-in-mind/female-

ejaculation-the-long-road-to-non-discovery.

9   Whitney, Ev' Yan. "An Open Letter to Women Who Squirt". 26 January 2022. See: https://evyanwhitney.com/letter-to-squirters/?fbclid=IwAR2YMUT_zsyjlYOTEPl9mykEdweSuQpAnLIeya-KBWpuhsC6Hz_8HkErxX4.

10 这里所用的"喷出"在英文中和潮吹是一个词，显然是作者的讽刺。——译者注

11 Ligon, Z. "What Learning to Squirt Taught Me About My Body". *Refinery* 29. 1 February 2016. See: https://www.re?n-ery29.com/en-us/what-is-squirting.

12 Wimpissinger, F., & Springer, C., et al. "International online survey: female ejaculation has a positive impact on women's and their partners' sexual lives". *Sexual Medicine*. 2013; 112(2).

13 Bell, Shannon. *Whore Carnival*. New York: Autonomedia, 1995.

·第五章·

1   The historian and sexologist Thomas Lacquer in his *Making Sex: Body and Gender from the Greeks to Freud*. Harvard University Press, 1992.

2   Oudshoorn, N. *Beyond the Natural Body*. London: Routledge, 1994.

3   Grover, N. "Not accounting for sex differences in Covid research could be deadly". *Guardian*. 25 September 2020. See: https://www.theguardian.com/science/2020/sep/25/not-accounting-for-sex-differences-in-covid-research-can-be-deadly.

4   Nehm, R. H. & Young, R. " 'Sex Hormones' in Secondary School Biology Textbooks". *Science & Education*. 2008; 17: 1175–1190. See: https://doi.org/10.1007/s11191-008-9137-7.

5   Bertelloni, S., Meriggioloa, M. C., Dati, E., et al. "Bone Mineral Density in Women Living with Complete Androgen Insensitivity Syndrome and Intact

注 释

Testes or Removed Gonads". *Sexual Development*. 2017; 11(4). See also: Soule, S. G., et al. "Osteopenia as a feature of the androgen insensitivity syndrome". Clin. Endocrinol. 43, 6 (1995): 671–675; *Int. J. Mol. Sci*. 22, 3 (2021): 1264; See: https://doi.org/10.3390/ijms22031264; See also: https://doi.org/10.1159/000477599 See also:10.1210/jendso/bvab048.1584.

6　Dohnert, U., Wunsch, L. & Hiort, O. "Gonadectomy in Complete Androgen Insensitivity Syndrome: Why and When?". *Sexual Development*. 2017; 11:4. See: https://doi.org/10.1159/000478082.

7　Birnbaum, W.,Marshall, L., et al. "Oestrogen versus androgen inhormone-replacement therapy for complete androgen insensitivity syndrome: amulticentre, randomised, double-dummy, double-blind crossover trial". *The Lancet: Diabetes &Endocrinology*. 2018; 6(10): 771–780. See: https://doi.org/10.1016/S2213-8587(18)30197-9.

8　世界卫生组织将生活质量定义为，不同人在其生活的文化和价值体系背景下，在他们的目标、期望、标准和关注的关系中，对自己在生活中的地位的感知。

9　Rapp, Marion, et al. "Quality of life in adults with disorders/differences of sex development (DSD) compared to country speci?c referencpopulations". 2018. See: https://www.dsd-life.eu/filead-min/websites/dsd-life/images/Flyer/Quality_of_life_Final.pdf.

10　Preciado, Paul B. *Can the Monster Speak?*, trans. Frank Wynne, pp.19–20 (Fitzcarraldo Editions, 2021).

·第二部分　前言·

1　Kaminsky, L. The Health Gap. "The case for renaming women's body parts". *BBC Future*. 4 June 2018. See: https://www.bbc.com/future/article/20180531-how-womens-body-parts-have-been-named-after-men.

2　直肠子宫陷凹的别名。——译者注

3　前庭大腺的别名。——译者注

·第六章·

1. Sorge, R.E., et al. "Spinal Cord Toll-Like Receptor 4 Mediates Infammatory and Neuropathic Hypersensitivity in Male But Not Female Mice". *Journal of Neuroscience*. 2011; 31: 15450-15454. See: https://doi.org/10.1523/JNEUROSCI.3859-11.2011.

2. Sorge, R.E., et al. "Different immune cells mediate mechanical pain hypersensitivity in male and female mice". *Nat Neurosci*. 2015; 18: 1081-1083. See: https://pubmed.ncbi.nlm.nih.gov/26120961/.

3. Mogil, J. S. & Chanda, M. L. "The case for the inclusion of female subjects in basic science studies of pain". *Pain*. 2005; 117:1-5; Prendergast, B. J., Onishi, K. G. & Zucker, I. "Female mice liberated for inclusion in neuroscience and biomedical research". *Neurosci. Biobehav. Rev.* 2014; 40: 1-5; Itoh, Y. & Arnold, A. P. "Are females more variable than males in gene expression? Meta-analysis of microarray datasets". *Biol. Sex. Diff.* 2015; 6, 18; Becker, J. B., Prendergast, B. J. & Liang, J. W. "Female rats are not more variable than male rats: a meta-analysis of neuroscience studies". *Biol. Sex. Diff.* 2016; 7, 34.

4. Beery, A. K. & Zucker, I. "Sex bias in neuroscience and biomedical research". *Neurosci. Biobehav. Rev.* 2010; 35: 565–572; Klein, S. & Flanagan, K. "Sex differences in immune responses". Nat. Rev. Immunol. 2016; 16: 626–638. See: https://doi.org/10.1038/nri.2016.90.

5. Mogil, J. S. "Qualitative sex differences in pain processing: emerging evidence of a biased literature". *Nature Reviews Neuroscience*. 2020; 21: 353-365. See: https://doi.org/10.1038/41583-020-0310-6.

6 Mogil, J.S. & Chanda, M. L. "The case for the inclusion of female subjects in basic science studies of pain". *Pain*. 2005; 117: 1-5. See: https://pubmed.ncbi.nlm.nih.gov/16098670/

7 Mogil, J. S. "Qualitative sex differences in pain processing. . .".

8 引用了12世纪沙特尔的新柏拉图主义学者伯纳德的话。

9 Sorge, R.E., et al. "Different immune cells mediate mechanical pain..." See: https://doi.org/10.1038/nn.4053.

10 Sorge, R.E., et al. "Olfactory exposure to males, including men, causes stress and related analgesia in rodents". *Nature Methods*. 2014; 11: 629-632. See: https://doi.org/10.1038/nmeth.2935.

11 Brown, K. J. & Grunberg, N. E. "Effects of housing on male and female rats: crowding stresses males but calms females". *Physiol Behav*. 1995; 58: 1085-1089. See: https://psycnet.apa.org/record/1996-25742-001.

12 Song, Z., et al. "High-fat diet exacerbates postoperative pain and inflammation in a sex-dependent manner". *Pain*. 2018; 159: 1731-1741. See: https://pubmed.ncbi.nlm.nih.gov/29708941/.

13 Levine, F. M. & De Simone, L. L. "The effects of experimenter gender on pain report in male and female subjects". *Pain*. 1991; 44: 69-72. See: https://pubmed.ncbi.nlm.nih.gov/2038491/.

14 Essick, G., et al. "Site-dependent and subject-related variations in perioral thermal sensitivity". *Somatosens. Mot. Res.* 2004; 21: 159-175; Otto, M. W. & Dougher, M. J. "Sex differences and personality factors in responsivity to pain". *Percept. Mot. Skills.* 1985; 61: 383-390.

15 Kallai, I., Barke, A. & Voss, U. "The effects of experimenter characteristics on pain reports in women and men". *Pain*. 2004; 112: 142-147.

16 Stanke, K. M. & Ivanec, D. "Pain threshold - measure of pain sensitivity or social behavior?". *Psihologija*. 2016; 49: 37-50.

17 Vigil, J. M., Rowell, L. N., Alcocvk, J. & Maestes, R. "Laboratory personnel

gender and cold pressor apparatus affect subjective pain reports". *Pain. Res. Manag.* 2014; 19: e13-e18.

18 Edwards, R., Eccleston, C. & Keogh, E. "Observer influences on pain: an experimental series examining same-sex and opposite-sex friends, strangers, and romantic partners". *Pain*. 2017; 158: 846-855.

19 Pelletier, R., et al. "Sex-related differences in access to care among patients with premature acute coronary syndrome". *CMAJ*. 2014186(7): 497-504. See: https://doi.org/10.1503/cmaj.131450.

20 Chen, E. H., Shofer, F. S., Anthony, J. D., et al. "Gender disparity in analgesic treatment of emergency department patients with acute abdominal pain" *Academic Emergency Medicine*. 2008; 15(5): 414-418. See: https://doi.org/10.1111/j.1553-2712.2008.00100.x.

21 Hoflmann, D.E. & Tarzian, A. J. "The Girl Who Cried Pain: A Bias Against Women in the Treatment of Pain". SSRN. 2001. See: http://dx.doi.org/10.2139/ssrn.383803.

22 Robertson, J. "Waiting Time at the Emergency Department from a Gender Equality Perspective". *University of Gothenburg: Programme in Medicine*. 2014. See: https://gupea.ub.gu.se/bitstream/2077/39196/1/gupea_2077_39196_1.pdf.

23 Aloisi, A. M., et al. "Cross-sex hormone administration changes pain in transsexual Women and men". *Pain*. 2007; 132: S60-S67. See: https://pubmed.ncbi.nlm.nih.gov.

24 Rosen, S.F., et al. "T-Cell Mediation of Pregnancy Analgesia Afecting Chronic Pain in Mice". *J. Neurosci.* 2017; 37: 9819-9827. See: https://wwwjneurosci.org/content/37/41/9819.

25 Hofman, K.M., Trawalter, S., Axt, JR. &Oliver, M. N. "Racial bias in pain assessment and treatment recommendations, and false beliefs about biological differences between Blacks and whites". *Proc Natl Acad Sa*

USA. 2016; 113: 4296-4301.

26　Meghani, S. H., Byun, E. & Gallagher, R. M. "Time to take stock:a meta-analysis and systematic review of analgesic treatment disparities for pain in the United States." *Pain Med.* 2012; 13:150-174.

27　Hoflman, K., et al. "Racial bias in pain…" See: https://doi.org/10.1073/pnas.1516047113; See also: https://www.rcog.org.uk/globalassets/documents/news/position-statements/racial-disparities-womens-healthcare-march-2020.pdf.

28　Oxford Population Health NPEU. "MBRRACE-UK: Mothers and Babies: Reducing Risk through audits and Confidential Enquiries across the UK". See: https://www.npeu.ox.ac.uk/ mbrrace-uk.

29　Sakala, C., et al. "Listening to Mothers in California:A Population-Based Survey of Women's Childbearing Experiences, Full Survey Report". Washington: National Partnership for Women of Families, 2018. See: https://www.chcf.org/wp-content/uploads/2018/09/ListeningMothersCAFullSurveyReport2018.pdf?utm_source=National%20Partnership&utm_medium=PDF_Link&utm_campaign=Listening%20to%20Mothers; Martin, Nina and Montagne, Renee. "Lost Mothers: Nothing Protects Black Women From Dying in Pregnancy and Childbirth". *ProPublica* 7 December 2017. See: https://www.propublica.org/article/nothing-protects-black-women-from-dying-in-pregnancy- and-childbirth. See also: https://doi.org/10.1093/jpepsy/jsy104.

· 第七章 ·

1　Prasad, A., Lerman, A. &Rihal, C. S. "Apical ballooning syndrome (Tako-Tsubo or stress cardiomyopathy): a mimic of acute myocardial infarction". *Am Heart J.* 2008; 155: 408-417; Vidi, V., et al. "Clinical characteristics of Tako-Tsubo cardiomyopathy". *Am J. Cardiol.* 2009; 104: 578-582.

2. Pattisapu, V. K., Hao, H., Liu, Y., et al. " Sex- and Age-Based Temporal Trends in Takotsubo Syndrome Incidence in the United States". *Am Heart J.* 2012; 10(20). See: https://doi.org/10.1161/JAHA.120.019583

3. Summers, M.R., Lennon, R.J. & Prasad, A., "Pre-morbid psychiatric and cardiovascular diseases in apical ballooning, syndrome (Tako-Tsubo/ stress-induced cardiomyopathy)." *J. Am Coll Cardiol.* 2010; 55: 700-701.

4. Das, S. "It's hysteria, not a heart attack, GP app Babylon tells women". *The Times*. 13 October 2019. See: https://www.thetimes.co.uk/article/its-hysteria-not-a-heart-attack-gp-app-tells-women-gm2vxbrqk.

5. Rozanski, A., et al. "The epidemiology, pathophysiology and management of psychosocial risk factors in cardiac practice". *J Am Coll Cardiol*. 2005; 45:6 37-651.

6. Low ,C. A., Thurston, R. C.& Matthews, K. A. "Psychosocial factors in the development of heart disease in women: current research and future directions". *Psychosom Med*. 72 (2010): 842-854.

7. Benjamin, E. J., et al. "Heart Disease and Stroke Statistics–2018 Update: A report from the American Heart Association". 2018; 137:367–e492. See: https://doi.org/10.1161/CIR.0000000000000558; Kalinowski, J., Taylor, J. Y. & Spruill, T. M. "Why Are Young Black Women at High Risk for Cardiovascular Disease?". *Circulation*. 2019; 139: 1003–1004. See: https://doi.org/10.1161/CIRCULATIONAHA.118.037689.

8. Smilowitz, N. R., Maduro, G. A., Lobach, I. V., et al. "Adverse Trends in Ischemic Heart Disease Mortality among Young New Yorkers, Particularly Young Black Women". *PLoS ONE.* 2016; 11(2): e0149015. See: https://doi.org/10.1371/journal.pone.0149015.

9 Orth- Gomer, K. & Leineweber, C. "Multiple stressors and coronary disease in women. The Stockholm female coronary risk study". *Biol Psychol.* 2005; 69: 57-66.

10 Konst. R. E., et al. "Different cardiovascular risk factors and psychosocial burden in symptomatic women with and without obstructive coronary artery disease". *Eur. J. Prev. Cardiol*. 2019; 26: 657- 659; Vaccarino, V., et al. "Mental stress-induced-myocardial ischemia in young patients with recent myocardial infarction: sex differences and mechanisms". *Circulation*. 2018; 137: 794-805.

11 Maas. A.H. E. M，van der Schouw, Y. T, Regitz-Zagrosek, V, et al. "Red alert for women's heart: the urgent need for more research and knowledge on cardiovascular disease in women: Proceedings of the Workshop held in Brussels on Gender Differences in Cardiovascular disease". *Eur Heart Journal.* 2010; 32(11): 1362-1368. See: https://doi.org/ 10. 1093/eurheartj/ehr048.

12 Jones, L. "Architecture of the heart different between women and men and with age". *BHF 31 August* 2020. See: https://www.bhf.org.uk/what-we-do/news-from-the-bhf/news-archive/2020/ august/esc-heart-shape-structure-men-women-qmul.

13 Ji, H., Niiranen, T. J., Rader, E., et al. "Sex Differences in b Associations with Cardiovascular Outcomes". *Circulation*. 2021; 143(7): 761-763. See: https://doi.org/10.1161/CIRCULAT- IONAHA.120.049360.

14 Towfighi, A., Zheng, L. & Ovbiagele, B. "Sex- specific trends in midlife coronary heart disease risk and prevalence". *Arch. Intern*. Med. 2009; 169: 1762-1766.

15 Stress in America. "Stress and Gender". *American Psychological Association*. 2010. See: https://www.apa.org/ news/press/releases/stress/2010/gender-stress.pdf.

16 Gonsalves, C. A., McGannon, K. R., Schinke, R. J. & Pegoraro, A. "Mass media narratives of women's cardiovascular disease: a qualitative meta-synthesis". *Heath Psychology Review*. 2017; 11(2); 174-178. See https://doi.org/10.1080/17437199.2017.1281750.

17 Mgbako, O. U., Ha, Y. P., Ranard, B. L., et al. "Defibrillation in the movies: A missed opportunity for public health education" *Resuscitation*. 2014; 85(12): 1795-1798. See: https://doi.org/10.1016/j.resuscitation.2014.09.005.

18 Mosca, L., Ferris, A., Fabunmi, R., et al. "Tracking Women's Awareness of Heart Disease". *Circulation*. 2004; 109: 573-579. See: https://www.ahajournals org/doi/10.1161/01.CIR.0000115222.69428.C9.

19 Berry, T. R., Stearns, J. A., Courneya, K. S., et al. "Women's perception of heart disease and breast cancer and the association with media representations of the diseases". *Journal of Public Health*. 2016; 38(4): e496-e503. See: https://doi.org/10.1093/pubmed/fdv177.

20 Radboud, U. M. C. "Pregnancy complications and early menopause affect cardiovascular disease in women". 9 February 2021. See: https://www.radboudumc.nl/en/news/2021/pregnancy-complications-and-early-menopause- affect- cardiovascular-disease -in-women.

21 Maas, A. H. E. M, Rosano, G., Cifkova, R., et al. "Cardiovascular health after menopause transition, pregnancy disorders, and other gynaecologists conditions: a consensus document from European cardiologists, gynaecologists, and endolrinologists". *European Heart Journal*. 2021; 42(10): 967-984. See: https://doi.org/ 10.1093/ eurheartj/ehaa 1044.

22 Manson, J. E., et al. "Estrogen plus progestin and the risk of coronary heart disease". *New England Journal of Medicine*. 2003; 349: 523–534.

23 Gast, G.C.M., et al. "Menopausal complaints are associated with cardiovascular risk factors". *Hypertension*. 2008; 51: 1492-1498; Gast, G.C.M., et al. "Vasomotor menopausal symptoms are associated with

increased risk of coronary heart disease". *Menopause*. 2011; 18: 146-151.

24　Mikkola, T. S.& Chakon, T.B. "Estrogen replacement therapy, atherosclerosis and vascular function". *Cardiovusc. Res.* 2002; 53: 605-619.

25　Bellamy, L., Casas, J. P., Hingorani, A. D. & Williams, D. J. "Preeclampsia and risk of cardio- vascular discase and cancer later in life systematic review and meta-analysis". BMJ. 207;335: 974-983; Magnussen, E. B., Vatten, L. J., Smith, G. D. & Romundstad, P. R. "Hypertensive disorders in pregnancy and subsequently measured cardiovascular risk factors". *Obstet. Gynaecol.* 2009; 114: 961-970.

26　McDonald, S. D, et al. "Cardiovascular sequelae of preeclampsia/eclampsia: a systematic review and meta-analysis". *Am Heart J.* 2008; 156: 918- 930.

27　Drost, J.T., Maas, A. H., van Eyck, J., & van der Schouw Y.T. "Preeclampsia as a female-specific risk factor for chronic hypertension". *Maturitas.* 2010; 67: 321-326.

28　Maas, A. *A Woman's Heart* (Hachette UK, 2020).

29　Nota, N. M., et al. "Occurrence of acute cardiovascular events in transgender individuals receiving hormone therapy". *Circulation*. 2019; 139: 1461-1462.

30　Getahun, D., et al. "Cross-sex hormones and acute cardiovascular events in transgender persons: a cohort study". *Ann. Intern. Med.* 2018; 169: 205-213.

31　Nota, N. M., et al. "Occurrence of acute cardiovascular events in transgender individuals receiving hormone therapy". *Circulation*. 2019; 139: 1461-1462.

32　Mieres, J. H., et al. "Role of Noninvasive Testing in the Clinical Evaluation of Women with Suspected Coronary Artery Disease: Consensus Statement from the Cardiac Imaging Committee, Council on Clinical Cardiology, and the Cardiovascular Imaging and Intervention Committee, Council on Cardiovascular Radiology and Intervention

American Heart Association". *Circulation.* 2005; 111: 682-696; Stangl, V., Witzel. V., Baumann, G.& Stangl, K. "Current diagnostic concepts to detect coronary artery disease in women". *Eur. Heart J.* 2008; 29:707-717; Wenger, N. K., Shaw, L. J.& Vaccarino, V. "Coronary heart disease in women: update 2008". *Clin. Pharmacol. Ther.* 2008; 83: 37-51.

33 Jacobs, A. K. "Coronary intervention in 2009, Are women no different than men?". *Cine Cardiovase, Intervent.* 2009; 2: 69-78.

34 Gulati, M., et al. "Adverse cardiovascular outcomes in women with nonobstructive coronary artery disease. A report from the Women's Ischemia Syndrome Evaluation Study and the St James Women Take Heart Project". *Arch. Intern. Med.* 2009; 169: 843- -850; Arant, C. B. "Multimarker approach predicts adverse cardiovascular events in women evaluated for suspected ischemia: a report from the NHLBI-sponsored WISE study". *Clin. Cardiol.* 2009; 32: 244 -250.

35 Pepine, C. J., et al. "Coronary microvascular reactivity to adenosine predicts adverse outcome in women evaluated for suspected ischemia. Results from the National Heart, Lung and Blood Institute WISE (Women's Ischemia Syndrome Evaluation) Study". *J. Am. Coll. Cardiol.* 2010; 55: 2825-2832.

36 Kruk, M., et al. "Intravascular ultrasonic study of gender differences in ruptured coronary plaque morphology and its associated clinical presentation". *Am. J. Cardiol.* 2007; 100: 185- 189.

·第八章·

1 Haas, R., Watson, J., Buonasera, T., et al. "Female hunters of theearly Americas". *Science Advances*. 2020; 6(45): 245-361. See: https://doi.org/10.1126/sciadv.abd0310.

注 释

2   Anne Fausto-Sterling. "The Bare Bones of Sex: Part 1-Sex andGender". *Signs*. 2005; 30(2) .See: https://www.jstor.org/stable/10.1086/4249323.
3   同上。
4   De Martinis, M., Sirufo, M. M., Polsinelli, M., et al. "Gender Differences in Osteoporosis:A Single-Centre Observational Study". *World J Mens Health.* 2021; 39(4): 750-759. See: https://doi.org/10.5534/wjmh.200099.
5   Alswat, K. "Gender Disparities in Osteoporosis". *Journal of Clinical Medicine Research.* 2017; 9(5): 382-387. See: https://doi.org10.14740/jocmr2970w.
6   Fugh-Berman, A., Pearson, C. K., Allina, A., Zones, J., Worcester, N. & Whatley, M. 2002 in "The Bare Bones of Sex:Part 1-Sexand Gender" by Fausto-Sterling.
7   Anne Fausto-Sterling. "The Bare Bones of Sex: Part 1 - Sex and Gender". *Signs*. 2005; 30(2). https://www.jstor.org/stable/10.1086/424932.
8   Fugh-Berman, A., Pearson, C. K., Allina, A., Zones, J., Worcester, N. & Whatley, M. 2002 in "The Bare Bones of Sex: Part 1-Sexand Gender" by Fausto-Sterling.
9   Meunier, Pierre J. 1988. "Assessment of Bone Turnover by Histormorphometry". *Osteoporosis: Etiology, Diagnosis, and Management*, ed. B. Lawrence Riggs and L. Joseph Melton III, 317-332. New York: Raven.
10 Zanchetta, J. R., Plotkin, H. & Alvarez Filgueira, M. L. "Bone Mass in Children: Normative Values for the 2-20-Year-OldPopulation". *Bone.* 1995; 16: S393-S399.
11 van Staa, T. P. "Epidemiology of fractures in England and Wales". Bone. 2001; 29: 517-522; NIH Consensus Statement Online. 17, no.1 (2000): 1-36.
12 形态上呈长管状的骨，分布于四肢。——编者注
13 Taha, Wael., et al. "Reduced Spinal Bone Mineral Density in Adolescents

of an Ultra-Orthodox Jewish Community inBrooklyn". *Pediatrics.* 2001; 107: e79-e85. In Fausto-Sterling, "The Bare Bones of Sex".

14. Nesby-O'Dell, S., et al. "Hypovitaminosis D Prevalence and Determinants Among African American and White Women of Reproductive Age: Third National Health and Nutrition Examination Survey, 1988-1994". *American Journal of Clinical Nutrition.* 2002; 76(1): 187-192.

15. Vieth, R. "Effects of Vitamin D on Bone and Natural Selection of Skin Color: How much Vitamin D Nutrition are we Talking About?". *Bone Loss and Osteoporosis: An Anthropological Perspective*, ed. S. Agarwal & S. D. Stout, 139-154 (New York: Kluwer Academic/Plenum Publishers, 2003).

16. Shaw, N. J. & Pal, B. R. "Vitamin D Deficiency in UK AsianFamilies: Activating a New Concern". *Archives of Disease in Childhood.* 2002: 86(3): 147-149; Meyer, H. E.E., et al. "Vitamin D Deficiency and Secondary Hyperparathyroidism and the Association with Bone Mineral Density in Persons with Pakistani and Norwegian Background Living in Oslo, Norway, The Oslo Health Study". *Bone.* 35(2): 412-417.

17. Roberts, M. "Coronavirus: Should I start taking vitamin D?" BBC *News.* See: https://www.bbc.co.uk/news/health-52371688.

18. 人类基因组计划是一个由美国政府资助的国际科学研究项目，于1990年启动，旨在识别、绘制和测序人类基因组的所有基因。该项目于2003年宣布完成，当时科学家已经完成了大约85%的基因组。到2022年，科学家解决了最后留下的未完成部分。更多信息请访问：https://web.ornl.gov/sci/techresources/Human_Genome/project/index.shtml。

19. See for example: Opotowsky, Alexander R. & Bilezikian, John P. Racial "Differences in the Effect of Early Milk Consumption on Peak and Postmenopausal Bone Mineral Density". *Journal of Bone and Mineral Research.* 2003; 18(11): 1978-1988; Taffe, D. R., et al. "Lower Extremity Physical Performance and Hip Bone Mineral Density in Elderly Black

and White Men and Women: Cross- sectional Associations in the Health ABC Study" (2003).
20 Waddington, C. H. *Organisers and Genes* (Cambridge: Cambridge University Press, 1940).
21 Waddington, C. H. *Strategy of the Genes* (Oxon and New York: Routledge, 1957). In Susan Squier, *Epigenetic Landscapes*, 2017.

·第九章·

1 Home Box Office的缩写，直译为家庭票房。——译者注
2 "HeLa"这个名字是以亨丽埃塔·拉克斯的名字和姓氏的前两个字母组合命名而成的。——编者注
3 丽贝卡·斯克鲁特（Rebecca Skloot）的《永生的海拉：改变人类医学史的海拉细胞及其主人的生命故事》（*The Immortal Life of Henrietta Lacks*, 2010）对亨丽埃塔·拉克斯的生活及其细胞的生存情况进行了精辟而全面的描述。
4 Smith, R. P. "Famed for 'Immortal' Cells, Henrietta Lacks is Immortalized in Portraiture". *Smithsonian Magazine.* 15 May 2018. See: https://www.smithsonianmag.com/smithsonian-institution/famed-immortal-cells-henrietta-lacks-immortalized-portraiture-180969085/.
5 Callaway, E. "Deal done over HeLa cell line". *Nature*. 2013; 500:132-133. See: https://www.nature.com/news/deal-done-over-hela-cell-line-1.13511.
6 NIH. "Significant Research advances Enabled by HeLa Cells". See: https://osp.od.nih.gov/scientific-sharing/hela-cells-timeline/#:~:text=Scientists%20use%20HeLa%20cells%20to%20discover%20how%20the%20presence%20of,the%20first%20anti%20cancer%20vaccines.
7 Hudson, K. & Collins, F. "Family matters". *Nature*. 2013; 500: 141-142. See: https://doi.org/10.1038/500141a.

8   Melinda Cooper and Catherine Waldby. *Clinical Labor: Tissue Donors and Research Subjects in the Global Bioeconomy* (Durham: Duke University Press, 2014).

9   同上。

10 Boshart, M., et al. "A new type of papillomavirus DNA, its presence in genital cancer biopsies and in cell lines derived from cervical cancer". *The EMBO Journal.* 1984; 3(5): 1151-1157.

11 World Health Organization. "World Health Assembly adopts global strategy to accelerate cervical cancer elimination". Departmental news. 19 August 2020. See: https://www.who.int/news/item/19-08-2020-world-health-assembly-adopts-global-strategy-to-acceleratecervical-cancer-elimination.

12 Burchell, A. N. "Chapter 6: epidemiology and transmission dynamics of genital HPV infection". *Vaccine*. 2006; 24.

13 Chesson, H. W. "The estimated lifetime probability of acquiring human papillomavirus in the United States". *Sex Transm. Dis.* 2014; 41(11): 660-664.

14 Giuliano, A. R. "EUROGIN 2014 roadmap: differences in human papillomavirus infection natural history, transmission and human papillomavirus-related cancer incidence by gender and anatomic site of infection". *Int. J. Cancer.* 2014; 136(12): 2752-2760. See: https://pubmed.ncbi.nlm.nih.gov/25043222/.

15 Oudshoorn, N. *The Male Pill: a Biography of a Technology in the Making* (Durham: Duke University Press, 2003). Designing technology and masculinity: challenging the invisibility of male reproductive bodies in scientific medicine, pp. 1-18; de Melo-Martin I. "The promise of the human papillomavirus vaccine does not confer immunity against ethical reflection". Oncologist 11, no.4 (2006): 393-396.

16 Westbrook, L. & Fourie, I. "A feminist information engagement framework for gynecological cancer patients". *J. Doc.* 2015; 71(4):752-774.

17 Davis, J. L., Buchanan, K. L., Katz, R. V. & Green, B. L. "Gender differences in cancer screening beliefs, behaviors, and willingness to participate: implications for health promotion". *Am J Mens Health*. 2012; 6(3): 211-217. doi: 10.1177/1557988311425853.

18 同上。

19 Melinda Cooper and Catherine Waldby. *Clinical Labor: Tissue Donors and Research Subjects in the Global Bioeconomy* (Durham: Duke University Press, 2014).

20 Beskow, L. M. "Lessons from HeLa Cells: The Ethics and Policy of Biospecimens". *Annual Review of Genomics and Human Genetics.* 2016; 17: 395-417. See: https://doi.org/10.1146/annurev-genom-083115-022536.

21 Daley, E. M., Vamos, C. A., Thompson, E. L., et al. "The feminization of HPV; How science, politics, economics and gender norms shaped U.S. HPV vaccine implementation". *Papillomavirus Research.* 2017; 3:142-148. See: https://doi.org/10.1016/j.pvr.2017.04.004.

22 尽管默克公司已经调整了其广告策略以涵盖所有性别，但在美国，大多数直接面向消费者的广告仍然主要出现在女性杂志中，特别是针对有青少年子女的母亲。

· 第十章 ·

1 Martin, E. "The Egg and the Sperm: How Science Has Constructed a Romance Based on Stereotypical Male-Female Roles". *Chicago Journals.* 1991; 16(3): 485-501. See: https://web.stanford.edu/~eckert/PDF/Martin1991.pdf.

2　Sanders, R. "Preventing sperm's 'power kick' could be key to unisex contraceptive". Berkeley Research. 17 March 2016. See: https://vcresearch.berkeley.edu/news/preventing-sperms-power-kick-could-be-key-unisex-contraceptive.

3　Fitzpatrick, J. L., Willis, C., Devigili, A., et al. "Chemical signals from eggs facilitate cryptic female choice in humans". *Proceedings of the Royal Society of Biological Sciences.* 2020; 287(1928): 20200805. See: https://doi.org/10.1098/rspb.2020.0805.

4　Dow K. "Looking into the test tube: the birth of IVF on British television". *Medical history*. 2019; 63(2): 189-208. See: https://doi.org/10.1017/mdh.2019.6.

·第十一章·

1　Weiss, S. "What is FemTech? 5 things to know about the new industry". Bustle. 16 April 2018. See: https://www.bustle.com/p/what-is-femtech-5-things-to-know-about-the-new-industry-8792289.

2　Frost & Sullivan. "The COVID-19 Pandemic and a Rising Focus on Women's Untapped Healthcare Needs are Transforming the Global Femtech Solutions". See: https://insights.frost.com/hubfs/Content%20Uploads/DGT/2021/HC/MFF7_Samples.pdf.

3　"Digital Health Market Size, Share & Trends analysis Report By Technology". Forecasts, 2022-2030. See: https://www.grandviewresearch.com/industry-analysis/digital-health-market; see also: https://www.statista.com/statistics/1092869/global-digital-health-market-size-forecast/.

4　Gambier-Ross, K., McLernon, D. J. & Morgan, H. M. "A mixed methods exploratory study of women's relationships with and uses of fertility tracking apps". *Digital Health.* 2018; 4: 205520761878507. See: https://doi.org/10.1177/2055207618785077.

5 Savage, M. "The Swedish physicist revolutionising birth control". *BBC News.* 7 August 2017. See: https://www.bbc.co.uk/news/business-40629994.

6 Lupton, D. "Quantified sex: a critical analysis of sexual and repro-ductive self-tracking using apps". *Culture, Health G Sexuality*. 2015; 17: 440-453.

7 Delano, M. "I tried tracking my period and it was even worse than I could have imagined". *Medium*. 23 February 2015. See: https://medium.com/@maggied/i-tried-tracking-my-period-and-it-was-even-worse-than-i-could-have-imagined-bb46f869f45.

8 Tiffany, K. "Period-tracking apps are not for women". Vox. 16 November 2018. See: https://www.vox.com/the-goods/2018/11/13/18079458/menstrual-tracking-surveillance-glow-clue-apple-health.

9 Kleinman, Z. "Femtech:right time,wrong term?". *BBC News.* 8 October 2019. See: https://www.bbc.com/news/technology-49880017.

10 Goldhill, O. "FemTech is not and should not be a thing". *Quartz*. 3 April 2019. See: https://qz.com/1586815/why-femtech-is-a-sexist-category/.

11 Tariyal, R. "To succed in Silicon Valley, you still have to act like a man". *Washington Post*. 24 July 2018. See: https://wwww.wash-ingtonpost.com/news/posteverything/wp/2018/07/24/to-succeed-in-silicon-valley-you-still-have-to-act-like-a-man/.

12 Evans, D. "What if you could diagnose diseases with a tampon?". *MIT Technology Review*. 18 February 2019. See: https://www.technologyreview.com/2019/02/18/1326/what-if-you-could-diagnose-endometriosis-with-a-tampon/.

13 同上。

·第十二章·

1 Dodson, B. *Sex for One: The Joy of Self loving-Betty Dodson* (Three Rivers Press, 1987).

2 Herbenick, D., Fu,T.-C., Arter, J., Sanders, S. A. & Dodge, B. "Women's Experiences With Genital Touching, Sexual Pleasure, and Orgasm: Results from a U.S. Probability Sample of Women Ages 18 to 95". *Journal of Sex Marital Therapy.* 2018; 44(2): 201-212. See: https://www.tandfonline.com/doi/full/10.1080/0092623X.2017.1346530.

3 Green, P. "Betty Dodson, Women's Guru of Self-Pleasure,Dies at 91". *New York Times.* 3 November 2020. See: https://www.nytimes.com/2020/11/03/style/betty-dodson-dead.html.

4 Russo, N. "The Still-Misunderstood Shape of the Clitoris". *The Atlantic.* 9 March 2017. See: https://www.theatlantic.com/health/archive/2017/03/3d-clitoris/518991/.

5 O'Connell, H. E., Sanjeevan, K. V. & Hutson, J.M. "Anatomy of the Clitoris". *The Journal of Urology*. 2005; 175: 1189-1195. See: https://studylib.net/doc/8339689/anatomy-of-the-clitoris-journal-of-urology-the.

6 Gould, Stephen Jay. "The Hottentot Venus". *In The Flamingo's Smile*, p.298 (New York: W.W.Norton,1985).

7 O'Connell, H.E., Hutson ,J. M., Anderson, C. R. & Plenter, R.J. "Anatomical Relationship Between Urethra and Clitoris". *Journal of Urology.* 1998; 159(6): 1892-1897. See: https://doi.org/ 10.1016/S0022-5347 (01) 63188-4.

8 O'Connell, H. E. & DeLancey, J. O. "Clitoral anatomy in nulliparous, healthy, premenopausal volunteers using unenhanced magnetic resonance imaging". *Journal of Urology.* 2005; 173(6): 2060–2063.See: https://doi.org/10.1097/01.ju.0000158446.21396.c0.

9 Wahlquist, C. "The sole function of the clitoris is female orgasm. Is that why it's ignored by medical science?". *Guardian*. 31 October

2020. See: https://www.theguardian.com/lifeandstyle/2020/nov/01/the-sole-function-of-the-clitoris-is-female-orgasm-is-that-why-its-ignored-by-medical-science.

10 Hoag,N., Keast, J. R. & O'Connell, H. E. "The 'G-Spot' is Not a Structure Evident on Macroscopic Anatomic Dissection of the Vaginal Wall". *Journal of Sexual Medicine.* 2017; 14(2): e32. See: https://doi.org/10.1016/j.jsxm.2016.12.079.

11 O'Connell, H. E. "Anatomy of the Clitoris". 2005. See: https://www.auajournals.org/article/S0022-5347(01)68572-0/abstract.

12 Photograph: Marie Docher/Company Handout.

13 这个词是由clitoris（阴蒂）和literacy（文化素养）组成的。——译者注

14 Sophia Wallace: CLITERACY. See: https://www.sophiawallace.art/cliteracy-100-natural-laws.

15 Wahlquist, C. "The sole function of the clitoris…"

16 "Cliteracy". *Huffington Post Projects*. See: http://projects.huffingtonpost.com/projects/cliteracy/get-cliterate.

17 George, C. "Meet The All-Female Tech Collective Taking Sex Toys into the VR Realm". *Sleek Magazine.* 28 March 2018. See: https://www.sleek-mag.com/article/motherlode/.

18 Carpenter, V., Homewood, S., Overgaard, M. & Wuschitz, S. "From Sex Toys to Pleasure Objects". *Science Open.* 2018. See: http://dx.doi.org/10.14236/ewic/EVAC18.45.

·第十三章·

1 "A Cyborg Manifesto: Science, Technology, and Socialist Feminism in the Late Twentieth Century." In *Simians, Cyborgs and Women: The Reinvention of Nature*, p.150 (New York: Routledge, 1991).

2 Clynes, Manfred E. and Kline, Nathan S. "Cyborgs and Space".

Astronautics. 1960; 9:74–76.

3   Cao, Y., Vacanti, J. P., Paige, K. T., Upton, J., & Vacanti, C. A. "Transplantation of Chondrocytes Utilizing a Polymer-Cell Construct to Produce Tissue-Engineered Cartilage in the Shape of a Human Ear". Plastic and Reconstructive Surgery. 1997; 100(2): 297–302.

4   Gnecco, J. S., et al. "Tissue engineered organoid co-culture model of the cycling human endometrium in a fully defined synthetic extracellular matrix". *bioRxiv*. 2021. See: https://www.biorxiv.org/content/10.1101/2021.09.30.462577v1.

5   Wolff, E. F., et al. "Endometrial stem cell transplantation restores dopamineproduction in a Parkinson's disease model". *J. Cell. Mol. Med.* 2011; 15(4): 747–755. See: https://onlinelibrary.wiley.com/doi/10.1111/j.1582-4934.2010.01068.x.

6   Santamaria, X., Massasa, E. E., Feng, Y., Wolff, E. & Taylor, H. S. "Derivation of Insulin Producing Cells from Human Endometrial Stromal Stem Cells and Use in the Treatment of Murine Diabetes". *Molecular Therapy.* 2011; 19(11): 2065–2071. See: https://doi.org/10.1038/mt.2011.173.

7   "Who plays God in the 21st century?" *New York Times.* 11 October 1999. See: http://static.scribd.com/docs/7suj7h175bsf.pdf.

8   Zhou, G., Jiang, H., Liu, Y., et al. "In Vitro Regeneration of Patient-specifc Ear-shaped Cartilage and Its First Clinical Application for Auricular Reconstruction". *eBioMedicine.* 2018; 28: 287–302. See: https://doi.org/10.1016/j.ebiom.2018.01.011.

·第十四章·

1   "Reprodutopia: Design your future family". *NextNature*. See: https://nextnature.net/projects/reprodutopia.

2　Shulamith Firestone. *The Dialectic of Sex: The Case for Feminist Revolution* (William Morrow and Company, 1970).

3　女性陷入怀孕、分娩、哺乳的循环，意味着并使得女性承担"再生产"的阶级角色。——译者注

4　Smajdor, A. "The Moral Imperative for Ectogenesis". *Cambridge Quarterly of Healthcare Ethics.* 2007; 16(3): 336-345. https://www.cambridge.org/core/journals/cambridge-quarterly-of-healthcare-ethics/article/abs/moral-imperative-for-ectogen-esis/B88576CE3AF545DF15E977212B709D5B.

5　Dieke, A.C., Zhang, Y., Kissin, D. M., et al. "Disparities in Assisted Reproductive Technology Utilization by Race and Ethnicity, United States, 2014: A Commentary". *Journal of Women's Health.* 2017; 26(6): 605-608. See: https://www.liebert- pub.com/doi/abs/10.1089/jwh.2017.6467.

6　Yu, L., Wei, Y., Duan, J., et al. "Blastocyst-like structures generated from human pluripotent stem cells". *Nature*. 2021; 591:620-626. See: https://doi.org/10.1038/s41586-021-03356-y.

7　Liu, X., Tan, J. P., Schroder, J., et al. "Modelling human blastocysts by reprogramming fibroblasts into iBlastoids". *Nature*. 2021; 591: 627-632. See: https://doi.org/10.1038/s41586-021-03372-y.

8　Aguilera-Castrejon, A., Oldak, B., Hanna, J. H., et al. "Ex utero mouse embryogenesis from pre-gastrulation to late organogenesis". *Nature*. 2021; 593: 119-124. See: https://doi.org/10.1038/s41586-021-03416-3.

·结　语·

1　Donna Haraway. *Staying with the Trouble: Making Kin in the Chthulucene* (Duke University Press, 2016).

2　Suzanne Anker. *Vanitas (in a Petri dish)* 03. 2013. See: http://suzanneanker.

com/artwork/?wppa-album=20&wppa-photo=356&wppa-occur=1.
3   Bigg, M. "IUD, You Owe Me". *Pulp Magazine*. 2020. See: https://www.thepulpmag.com/articles/iud-you-owe-me.
4   Susan Squier. *Epigenetic Landscapes* (Duke University Press, 2017).
5   'Myconnect'. See: https://www.agapea.si/en/projects/myconnect.

译后记

在读到《制造误诊》一书之前，我们关于女性与女性身体的认知，大多来自奥维·洛夫格伦（Orvar Löfgren）和乔纳森·弗雷克曼（Jonas Frykman）在《美好生活：中产阶级的生活史》（*Den kultiverade människan*）中的论述，他们认为女性的身体与种族繁衍相连，而经期提醒着她们的生物自我身份，无论是将生的材料变为食物，还是生育、哺乳、抚育儿童，都是女性在进行着自然和文化的转换。可见，男性只是在种族繁衍的过程中扮演间接角色，而女性的生理机能则更为接近"自然"。

然而，医学发展与上述理解似乎背道而驰。读完此书，让人深刻意识到，女性在西方医学体系中被忽视的程度远超想象。作为比男性更接近"自然"的女性，在医学、生物学，甚至自然科学领域反而被长期忽视。在社会科学领域以"性别"为方法的研究日益增长之今日，实在是有必要对建立在以男性身体为研究对象基础之上的西方医疗体系展开一番系统的剖析。

我们翻译本书，就是想促使女性连同其身体重新回归"自然"。希望在看完本书后，人们可以反思关于女性身体、性、生育的诸多固有认知。的确，在接受一种足以改变绝大部分人的认知图式之前，我们有必要审慎思考，如何逐步改变以男性为中心的西方医学研究与医疗实践，吸取传统中医中"男女有别"理念的积极意义，建立起促进两性和谐的现代医疗体系。

  本书的翻译出版，得到诸位师友的无私帮助。感谢肖瑛教授在第一时间提供该书原著的相关出版信息。朱佩怡翻译整理了全书，并对初稿做了校译工作；杨铿校译了部分用语说明和部分自序，并统校了全书。然此初稿的诞生也离不开参加读书会的同学们的诸多贡献：刘亚菲、倪嘉、程雯雯、吴洪磊、邱建浩、卢悦萌、吴一凡为第6到12章的初稿整理提供了宝贵协助，叶珍为第14章的初稿整理做出了重要贡献，金凯玥则为全书校对工作提供了有力帮助。在此向他们表示感谢。最后，由于译者水平有限，出现错误在所难免。敬请广大读者批评指正（邮件请发送至：TranslationTeamShu@126.com）。

朱佩怡、杨铿于上海
2025年3月7日